前沿科技·人工智能系列

人工智能声学属性拓扑

帕金森病构音障碍的信号分析与表示

张 涛 薛在发 高 乐 著

U0201246

电子工业出版社·

Publishing House of Electronics Industry

北京·BEIJING

内 容 简 介

帕金森病是十分常见的神经系统退行性疾病之一。开展帕金森病构音障碍的研究对于辅助患者病情诊断和尽早治疗具有重要的现实意义。本书系统地介绍了帕金森病构音障碍的信号分析与表示的最新研究成果。本书分为背景知识、数据分析、变换域分析、结构化分析 4 篇，共 14 章。背景知识篇着重阐述帕金森病构音障碍的研究历史及现有问题，以及属性拓扑的基本理论；数据分析篇着重阐述语音信号的经典声学特征提取方法、经典分类器及常用的分类评价指标；变换域分析篇着重阐述基于 EMD-EDF 的帕金森病构音障碍研究，基于 Adaptive-TQWT-EDF 的帕金森病构音障碍研究，以及基于分数阶语谱图的 FrSwin 模型；结构化分析篇着重阐述帕金森病语音方向共生属性拓扑的建立，基于方向共生属性拓扑的结构特征提取，基于方向共生属性拓扑的时频特征提取，基于方向共生属性拓扑的共生特征提取，基于分数阶属性拓扑的声学特征提取，基于时间差值属性拓扑的语谱图能量特征，基于频率属性拓扑的语谱图能量特征，以及组合特征实验与综合实验分析。

本书可作为高等院校的信号处理、数据科学、人工智能、计算机科学与技术、系统工程等专业的高年级本科生及研究生的教学用书，也可供相关领域的科研工作者参考使用。

图书在版编目（CIP）数据

人工智能声学属性拓扑 ：帕金森病构音障碍的信号分析与表示 / 张涛，薛在发，高乐著. -- 北京 ：电子工业出版社，2025. 1. -- （前沿科技）. -- ISBN 978-7-121-49110-8

Ⅰ. R742.5

中国国家版本馆 CIP 数据核字第 2024119L4U 号

责任编辑：张　剑
印　　刷：固安县铭成印刷有限公司
装　　订：固安县铭成印刷有限公司
出版发行：电子工业出版社
　　　　　北京市海淀区万寿路 173 信箱　　　邮编：100036
开　　本：787×1092　　1/16　　印张：13　　　字数：300 千字
版　　次：2025 年 1 月第 1 版
印　　次：2025 年 1 月第 1 次印刷
定　　价：68.00 元

凡所购买电子工业出版社图书有缺损问题，请向购买书店调换。若书店售缺，请与本社发行部联系，联系及邮购电话：(010) 88254888，88258888。

质量投诉请发邮件至 zlts@phei.com.cn，盗版侵权举报请发邮件至 dbqq@phei.com.cn。

本书咨询联系方式：zhang@phei.com.cn。

前　言

我对语音信号分析的研究始于 2008 年。那一年，我看到了牛津大学马克斯·A.利特尔（Max A. Little）博士发表的用语音信号分析研究帕金森病诊断方法的论文，感到极为震撼。于是，我开始尝试用人工智能的方法分析语音信号与帕金森病之间的关系。

得益于我的导师洪文学教授指点，我利用计算几何方法，很快就设计出可视化分类器，并在诊断精度上超越了马克斯博士的实验结果。彼时的我开始展露出年少轻狂，不由得沾沾自喜起来。然而在与临床医生进行沟通时，我发现自己提出的方法虽然性能不错，但因解释性欠佳而不便于医生理解。从那时起，我就思考如何能让非人工智能领域的从业人员快速理解这些算法的含义。

再次得益于洪文学教授指点，我开始关注形式概念分析理论。概念是人类认识事物的最小单位，以概念为核心构造语音信号分析方法并将其应用于帕金森病诊断，将会极大提升方法的可解释性。但掌握形式概念分析理论本身需要有较高的数学知识水平，这样一来就很难满足通俗的可解释性需求。于是，我尝试将可视化方法与形式概念分析结合，以此为基础提出了属性拓扑理论，利用图的可视化特性来说明概念的形成过程，并分析其背后的认知原理，这项研究我进行了十年。

在这十年中，我并没有放弃对帕金森病语音信号分析的研究。从数据集的采集、整理，到该领域内最新方法的跟踪分析，我始终在思考如何利用属性拓扑这种可视化认知概念学习方法来解决帕金森病的构音障碍分析问题。2023 年，我们终于将属性拓扑与语音信号分析融合，完成了帕金森病构音障碍的分析与表示。一个心愿得以实现，在此我要感谢栽培我的洪文学教授，以及在此过程中辛勤付出的团队成员们。

本书共 14 章，主要分工如下：第 1 章由薛在发、高乐撰写；第 2 章由张涛、薛在发撰写；第 3 章由张译文、张峻行撰写；第 4 章和第 5 章由张亚娟撰写；第 6 章和第 11 章由林丽琴撰写；第 7 章～第 10 章由孙浩撰写；第 12 章～第 14 章由田静撰写。本书由薛在发和高乐负责统筹整理和校对。

在撰写本书的过程中，我们参考了很多文献资料，从中吸取了许多学术观点，在此由衷地向这些文献的作者们表示感谢。特别感谢马克斯博士与我们分享其学术观点并提供建议。

本书的出版得到了国家自然科学基金（编号：62176229 和 62303396）和河北省自然科学基金（编号：F2024203014 和 H2023203007）的资助，在此一并表示感谢。

由于著者水平有限，加上时间仓促，书中难免存在不足之处，敬请读者批评指正。

张涛
燕山大学
2024 年 5 月

目　录

第三篇　变换域分析

第一篇

背景知识

构音障碍是帕金森病的早期典型症状之一，基于帕金森病构音障碍的分析已成为当前领域的热点研究。通过精准地识别帕金森病能够使患者尽早发现和治疗，有利于控制病情恶化和改善患者的生活质量，因此开展帕金森病构音障碍研究对辅助病情诊断具有重要的现实意义。

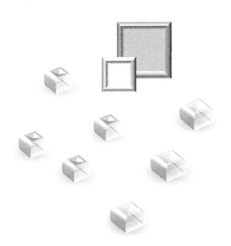

第 1 章

研究历史及现有问题

1.1 研究历史

1.1.1 背景及意义

帕金森病（Parkinson's Disease，PD）是老年人最常见的神经系统退行性疾病。数据统计结果表明，2015 年全球的帕金森病患者为 620 万，预计到 2040 年，全球的帕金森病患者人数将增加至 1290 万。帕金森病患者的发病率与年龄有很大的相关性。中国流行病学调查结果显示，在中国，年龄在 65 岁以上的人群中，帕金森病的患病比例为 1.67%，年龄在 75 岁以上的人群中，帕金森病的患病比例高达 2.4%。目前，中国正逐步进入老龄化社会，我国老年人数呈现逐年增加的趋势，与此同时，帕金森病的患病率随着老年人数的增加，也呈现逐年增加的趋势。帕金森病不仅给患者带来心理和身体上的伤害，同时对我国的社会发展也提出了严峻的挑战。

帕金森病主要的病理改变是中脑黑质多巴胺能神经元的缺失，由此引起了纹状体内的多巴胺含量减少。到目前为止，导致这一病理改变的确切病因在医学上仍不清楚。研究指出，帕金森病的成因往往与遗传、环境、神经系统老化等因素有关。帕金森病起病隐秘，进展缓慢，首发症状通常是一侧肢体的震颤或活动笨拙，进而逐渐影响到对侧肢体。根据帕金森病患者的临床症状表现，可将其症状分为两类，一类是帕金森病患者表现出来的运动障碍症状，直接影响着患者的日常行动能力水平，包括静止性震颤、运动迟缓、肌强直和姿势步态障碍等；另一类是帕金森病患者表现出来的非运动性障碍症状，包括认知障碍、睡眠障碍、嗅觉障碍等。帕金森病的这些发病症状已经严重影响了患者的生活质量。

目前，临床诊断法是医学界对帕金森病进行诊断最常用的方法，即依靠经验丰富的医生或专家根据被检测者所表现出来的各种运动状态（如震颤、肌肉僵硬、运动障碍等）和通过询问被检测者所描述的非运动状态（抑郁、痴呆和睡眠障碍等）综合判断该被检测者是否患病及患病的程度。但是，由于帕金森病与多种中枢神经多系统变性病的表现极为类似，在诊断时经常会发生误诊或漏诊的情况。同时，临床诊断法还需要耗费大量的人力、物力和时间，一定程度上会导致患者的病情延误，使病人遭受巨大的身体压力。

对帕金森病患者来说，在患病早期进行诊断对于疾病的控制、治疗和生活水平的提高都至关重要。因此，提出一些可以辅助临床诊断，又可以对帕金森病患者进行尽早发现、尽早诊断和及时治疗的方法，将对大多数患者的病情控制尤为重要。构音障碍是帕金森病重要的早期症状之一，研究表明，约 90%的人在帕金森病早期会表现出不同程度的构音障碍。哈雷尔（Harel）等人设计实验观察了帕金森病患者的声学测量在临床诊断开始前和治疗后的变化情况，结果表明患者语音的早期变化是可检测到的前驱症状，为采用语音信号分析帕金森病构音障碍提供了有力依据。此外，采用语音信号进行疾病分析是生物医学、医疗和计算机科学重要的研究领域，且语音数据采集具有便利、无创、低成本等优点，为采用语音信号分析帕金森病构音障碍的研究提供了可行性。因此，帕金森病构音障碍的研究可通过采集语音数据的方式展开。有研究表明，在帕金森病的其他临床显著症状出现之前的 4～5 年，构音障碍即可被观察到。因此，针对帕金森病构音障碍的研究对于辅助患者的病情诊断有积极意义，有助于对疾病早发现、早治疗。

1.1.2　研究现状

1. 帕金森病诊断研究现状

研究发现，帕金森病的病理原因是中脑黑质多巴胺能神经元的变性死亡，引起纹状体内的多巴胺含量显著性减少而致病。这一病理的改变与遗传、环境等因素有关，但是，迄今为止，医学界上还未明确帕金森病的具体病因，因此针对帕金森病的治疗还没有有效的治疗方案。目前绝大部分的患者只是通过服用药物达到控制病情发展，改善病情的症状，减轻患者痛苦的目的。因此，帕金森病的早期诊断尤其重要。

在帕金森病的脑图像分析领域，Zhang 等人利用高分辨率 T1 加权磁共振成像技术，在无痴呆表现的帕金森病患者中检测到了皮质变薄的变化，并指出这些变化与认知功能减退、认知功能损害有关。希曼斯基（Szymanski）等人采用 WEKA 结合粗糙集探索系统数据的挖掘方法，使用单光子发射计算机断层扫描的技术，对帕金森病患者的局部脑血流进行测量与分析，数据分析结果表明，脑血流的变化强度与帕金森病分级量表相关。拉纳（Rana）等人则结合计算机辅助诊断技术，利用三维体积 T1 加权磁共振成像技术，测量分析了 5 个脑部的相关区域用来区分帕金森病患者和健康者。李品品等人利用核磁共振成像技术，观察水通道蛋白在帕金森病患者大脑不同部位的分布情况，为研究帕金森病的发病机制提供了新的观点、新的思路。

在帕金森病的脑电信号分析领域，Restrepo-Agudelo 等人开发了一种模拟在深层脑部刺激手术中记录帕金森病患者颅内信号的方法，推动了利用脑电信号进行帕金森病诊断的发展。Handojoseno 等人研究了有步态冻结症状的帕金森病患者在转弯时其脑电信号的变化，使用神经网络对采集到的脑电信号进行分类，获得了 71%的分类准确率，同时得到帕金森病与大脑皮质动态变化有关的结论。Handojoseno 等人在研究中分别计算了早期帕金森病患者和健康者的脑电信号的复杂度，对数据统计、分析发现，在相同条件下，帕金森病患者脑电信号的复杂度要远远高于健康者脑电信号的复杂度。Khare 等人提出了一种自适应的可调 Q 因子小波变换（Tunable Q-factor Wavelet Transform，TQWT），其对脑电信号提供了代表性的分解和重构，对代表性子带提取的相关特征可以有效检测帕金森病。Chawla 等人利用柔性分析小波变换对脑电信号进行分解，通过对分解后的子波段计算熵特征来分析脑电信号的动态变化。居拉伊（Gulay）等人利用集合经验模态分解实现对脑电信号的分解，并使用向量自回归模型计算固有模式函数的自回归系数作为特征进行分类。

在基于穿戴设备的帕金森病检测研究中，研究人员采用加速度计、陀螺仪、磁力计、测角仪等传感器对帕金森病患者的运动症状进行精确测量。谢俊桑等人通过融合柔性压阻和柔性压电等多种传感器对步态信号进行采集，并从压阻和压电信号中提取了具有显著性差异的步态特征。此外，学者们通过在人体背部、臀部和四肢上安装三轴加速度计传感器，获取患者的步态数据并提取步态参数等特征，并利用先进的分类算法实现步态冻结检测。在步态冻结分析领域，Ertugrul 等人提出了一维局部二值模式和基于机器学习的方法，实验中对不同情况下的步态信号进行分类，得到的分类准确率为 88.88%。袁心一等人为了研究帕金森病冻结步态信号在帕金森病诊断中的作用，开发了一套可实时监测步态冻结的系统，利用可穿戴设备采集步态信号并利用信号处理算法提取分类特征，最终得到了 98.6% 的分类准确率，为医生的诊断提供了可参考的数据。

在基于非穿戴设备的帕金森病检测研究中，主要通过摄像头、智能手机等设备采集患者的行为表现，其低成本、便利及无运动限制的优势受到研究人员的广泛关注。阿尔蒂利奥（Altilio）等人通过智能手机内置的加速度计和陀螺仪对受试者的小腿采集步态运动数据，并提取步幅平均持续时间、标准差及加速度等作为特征进行分类。张凯等人利用双目相机与光学标记点采集帕金森病患者的步态数据，计算出人体运动信号，并在此基础上进行特征参数提取和分类。

在基于手写信号的帕金森病检测领域中，佩雷拉（Pereira）等人建立了螺旋线和迷宫图的手写数据集，为后续的特征提取与检测建立研究基础。李竹等人建立了阿基米德螺旋手绘数据集，并提出了一种基于连续卷积的帕金森病手绘图像分类网络进行分类。萨林（Sarin）等人提出了一种三阶段模糊分类器方法实现对帕金森病动态手写数据的分类，结果表明该方法在帕金森病检测中具有良好的适用性。

构音障碍是帕金森病的早期典型症状之一。调查研究显示，大约有 90% 的帕金森病患者在其患病早期，都存在着不同程度的构音障碍，因此，针对帕金森病语音信号的分析和研究是非常重要的。基于语音信号的研究诊断存在以下优点：第一，基于语音信号的检测只需采集受试者的语音信号进行分析，是一种经济、便捷的诊断方法。由于帕金森病患者多数为老年人，令其经常去医院进行检测变得不现实；由于使用先进仪器设备产生的高额诊断费用，使大部分的患者望而却步，这些都让患者不能及时地接受检查，从而错过治疗的最佳时期。同时，基于步态信号的采集是利用基于智能传感器的可穿戴设备，达到对帕金森病患者的运动状况进行监测的目的，但是该监测除采集信息所用的时间长、需要医生等专业人士的配合外，还为有运动障碍的帕金森病患者带来了极大的不便。第二，基于语音信号的帕金森病构音障碍诊断能做到早发现、早治疗，达到延缓疾病发展，减轻病人痛苦的目的。

2. 基于语音信号的帕金森病诊断研究现状

当前帕金森病构音障碍的研究依据所分析的语音数据主要分为 4 个方面，分别为发音（Phonatory）、语调（Articulatory）、语态（Prosodic）和认知语言（Cognitive-linguistic）。其中，基于发音方面的研究与声门源和声道的共振结构有关，使用持续元音作为声学材料进行分析。而基于语调、语态和认知语言方面的研究，分别采用词汇、音频片段、不同结构的短语和不同复杂度的句子等连贯性语音分析语音中的情感和情绪表现。帕金森病更多地作用于患者的发音方面。目前针对帕金森病患者发音方面的研究，主要可以分为声学特征表示与深度学习表示两类。

在通过声学特征表示进行帕金森病构音障碍的相关研究中，经典的声学特征如扰动（Jitter）、闪烁（Shimmer）、谐波噪声比（HNR）等提出较早，但对这些特征的使用目前尚未达成共识。此外，由于这些特征从单一时域或单一频域中提取得到，因此缺乏描述语音的完整信息。有研究通过对语谱图的成分进行分析解释，证明帕金森病患者与健康者的语谱图成分存在统计学上的显著差异。语谱图蕴含语音时间和频率两方面的特性，因此学者们更为注重能够同时体现语音时间和频率信息的声学特征提取方法。Kodrasi 等人使用基尼指数或参数稀疏度测度估计语音的声谱–时间稀疏度，并将其作为特征，该特征具有很好的分辨性。戈亚尔（Goyal）等人提出了一种利用共振和时频的信息提取特征的方法，表明了语音如何随着时间与频率变化，并提供了有用的信息。卡兰（Karan）等人引入时频特征模拟语音由于帕金森病引起的不连续与突变，证明了相较于标准特征集，时频特征具有更好的效果。

此外，在不同的时频变换域中提取的特征已经引起广泛关注，如在 Mel 变换域中采用倒谱分析和频谱域划分相结合的三角形状重叠滤波器组，提取 Mel 倒谱系数（Mel-scale Frequency Cepstral Coefficients，MFCC）作为特征以区分帕金森病患者与健康者。但依靠频域滤波器组模拟人的听觉系统削弱了语音中的高频成分。与 MFCC 提取过程类似的还有人因子倒谱系数（Human Factor Cepstral Coefficient，HFCC）和本征模态函数倒谱系数，这类特征存在高频特征描述差、系数选择困难等限制。基于小波变换提取的频率特征取得了良好的结果，但是该特征受语音序列信息的影响，并且小波分解的层数也会影响准确性。沙卡尔（Sakar）等人提出了可调 Q 因子小波变换，通过优化小波函数的质量因子提高了通过经典小波变换提取特征的分类精度。López-Pabón 等人在希尔伯特域中提取的前两个共振峰模拟说话人在产生调制元音时的稳定性，并剔除了冗余和不相关的特征。这些在时域和频域中提取的特征表明，经过时频变换后的信息相较于单一的时域或频域更全面也更稳定，但也有相对应的局限性。

在众多基于不同时频信息提取的研究中，注重描述能量变化的统计特征表现出优势。卡兰（Karan）等人提出了基于希尔伯特谱的瞬时能量偏差倒谱系数，在此基础上提取了新的希尔伯特倒谱系数特征，该声学特征提取自语音的瞬时频率和能量向量，根据绝对能量偏差与频率偏差进行分类，实现了96%的分类准确率。张涛等人提出了基于经验模式分解的能量方向特征（Energy Direction Features Based on Empirical Mode，EMD-EDF），该特征通过计算每个子信号能量谱的方向导数得到，获得了96.54%的分类准确率。进一步地，提出了一种基于时域和频域的局部梯度统计特征（Local Gradient Statistical Features，SFLG），通过统计能量数据在时间轴与频率轴上的差分值来计算其梯度特征。这些研究表明了时域和频域中能量的变化信息在描述帕金森病发音特点中的优异性。

与此同时，已经有学者应用形式概念分析的理念，将语音的有效信息映射到图域。王婷婷等人提出了一种k-移算子构建语音的有向拓扑图，并利用其奇异特征向量构造了一个新的图傅里叶基，研究了语音在图谱域的图频特征。张涛等人将偏序拓扑图（Partially Ordered Topological Graph，POTG）应用于帕金森病语音特征集进行概念提取，分析语音特征与帕金森病的关系。张涛等人还采用属性拓扑对帕金森病患者的构音障碍进行特征表示，揭示了属性拓扑理论在描述属性间关联程度中的作用。

另外，随着近年来深度学习的发展，越来越多的学者将深度学习的方法应用于帕金森病的构音障碍研究中。基于深度学习特征的帕金森病构音障碍诊断主要包括以下几个步骤：首先，对语音信号进行时频变换，得到语音信号的时域和频域的综合信息表示，即语谱图；然后，将得到的谱图输入不同的深度学习网络中，通过对网络进行多次训练、迭代操作，找到网络的最优参数，进而提取语音信号的深度学习特征；最后，送入分类器达到对帕金森病患者和健康者的语音信号分类的目的。图1-1以最常用的三种深度学习网络为例，绘制了基于深度学习网络提取语音特征的帕金森病语音信号诊断研究的流程图。

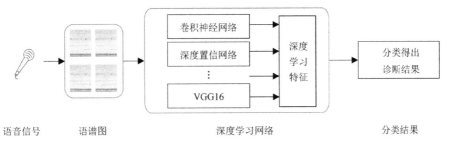

图1-1 基于深度学习网络提取语音特征的帕金森病语音信号诊断研究的流程图

在基于深度学习特征的帕金森病语音信号诊断的研究中，师浩斌提出了基于AlexNet网络模型构造多层卷积神经网络对语音特征进行可视化，实现帕金森病构音障碍的分类。沃津斯基（Wodzinsk）等人将原本致力于图像分类的ResNet体系结构进行改进，将其用于帕金森病语音数据集，取得了90%的分类准确率。王娟等人构建HR-DCGAN-VGG16混合模型，首先对语谱图进行扩充，并通过VGG16模型从中提取声纹特征，在一定程度上解决了帕金森病语音数据样本规模少的问题，同时获得了90.5%的分类准确率。Fatlawi等人利用深度置信网络实现了94%的帕金森病语音分类准确率。Lucijano 等人利用多个不同结构的前馈人工神经网络对帕金森病进行分类，得到了86.47%的分类准确率。马洁等人设计了一个深度样本学习算法，与深度网络结合进行特征学习，获得了新的高层次深度特征数据，并将深度特征与原始语音特征融合，从而实现帕金森病语音数据的深度双侧学习，平均分类准确率达到98.4%。

可以看出，基于深度学习的方法在帕金森病构音障碍的研究中具有明显优势。但深度学习网络模型的训练对于数据量的要求较大，而目前帕金森病领域普遍存在数据集规模较小的局限性。当数据量较少时，模型由于训练数据的不足导致难以学习更加全面的特征，从而降低网络模型的性能。为了弥补当前帕金森病语音数据集规模的限制，越来越多的学者将迁移学习的思想融入其中。卡拉曼（Karaman）等人开发了一种基于迁移学习的深度卷积神经网络模型用于对帕金森病的快速分类研究，其中经过培训评估最合适的微调结构 DenseNet-161 的分类准确率达89.75%。张小恒等人提出了一种与采样和特征选择算法相结合的稀疏核迁移学习模型用于帕金森病分类，通过对帕金森病目标域（包括训练和测试数据集）进行卷积稀疏编码提取更深入的信息。Rezaee 等人提出了一种混合深度迁移学习的方法，将从三个深度预训练的架构中提取的特征堆叠起来，在帕金森病分类任务中获得分类准确率的提升。

另外，卷积神经网络（Convolutional Neural Network，CNN）作为典型的深度学习网络框架，也被广泛用于帕金森病构音障碍研究。Khaskhoussy 等人将在卷积神经网络中训练所得的深层语音特征输入支持向量机（Support Vector Machine，SVM）进行帕金森病的分类研究。Máté Hireš 等人提出了一种多重微调的端到端的卷积神经网络方法，以减少源任务和目标任务之间的语义差距，实现帕金森病的语音识别。张涛等人通过建立语音的深度学习特征与传统声学特征之间的关系，增强卷积神经网络自动学习语音特征的可解释性。但卷积神经网络的局限性在于，其局部性较强、感受野受限、不擅长捕捉全局信息，无法建立相距较远的像素点之间的联系，因此导致特征之间的依赖关系较差。即使加深网络层，相距越远的像素点之间可行信息的传递路径也越少。针对卷积神经网络的限制，刘泽等人提出了 Swin Transformer，在采用类似卷积神经网络的层级化搭建方式之外，增加了基于偏移窗口的自注意力计算机制，从而实现了不同窗口间的信息融合，扩大了感受野。通过灵活地处理数据，使得特征学习的过程更加具有关联性，并获得了更优的分类性能。

1.2 现有问题

针对帕金森病构音障碍诊断的研究，虽然已有大量文献从不同角度对其进行了分析，但现阶段仍存在一些问题需要解决，主要包括如何基于语音提取更具针对性且丰富的特征，以及如何从形式结构角度获取更细致的特征。现有问题的具体分析如下。

由基于语音的帕金森病诊断研究现状可知，基于深度学习的帕金森病构音障碍诊断研究虽然在分类时得到了比传统声学特征更高的分类准确率，但是存在容易过拟合和可解释性差等不足。这些不足产生的原因在于：深度学习模型在训练时都需要大量的数据作为支撑，而现有数据集的数据量较少，对神经网络的适用性较低，容易出现过拟合的风险；深度学习模型通常包含大量参数和隐藏层，其复杂性导致中间的学习过程及较高层次的抽象特征难以用逻辑思维直观理解，从而导致基于深度学习特征的帕金森病构音障碍诊断的可解释性有待加强。从医学诊断的角度出发，高精度的分类准确率是必要的，但是如何解释病理原因和深度学习特征的对应关系对患者来说更为重要。因此，如何提取到更加有针对性、更细化、更具可解释性的语音特征是当前帕金森病构音障碍诊断所需要解决的重要问题之一。语谱图信息综合了时频域的特点，包含语音信号的大部分特征，故提取出语谱图中潜在的信息是提高帕金森病构音障碍诊断性能的有效途径。但是，基于深度学习的帕金森病构音障碍研究大多采用普通语谱图对网络进行训练，没有考虑不同时频域表示对于训练网络学习特征的影响。另外，采用迁移学习增强深度网络对于小规模数据量的适用性也需要被考虑。

　　近年来，随着形式结构分析的发展，学者们开始将形式概念分析引入医学领域，进行特征处理与可视化表示，并取得了初步的研究成果。属性拓扑是形式概念分析中的一种新型的表示方法，可以实现数据的降维和可视化表示。张涛等人提出了一种基于属性拓扑的因果关系方法来探究证候要素之间的因果关系，基于属性拓扑中的从属关系对包含属性的对象集之间的依赖关系进行分析与推理，并对证候要素之间潜在的因果关系进行分析与验证。张涛等人还提出了利用偏序拓扑图获取帕金森病声学测量特征的层次化概念树结构，并结合决策属性对概念树结构进行约简，根据约简概念树的偏序关系获得概念分类结构模型。结果表明，偏序拓扑图表示方法可以实现对帕金森病声学测量特征的层次化表示。虽然以上方法的精度有限，但为帕金森病的诊断分析提供了一种新的思路，即通过偏序拓扑图分析帕金森病与特征之间的关系，可实现从统计分析到形式结构分析的转换。因此，基于属性拓扑理论可将语音信号转换为拓扑结构，从而能够分析其结构特性、时频特性及语音变化的特征属性之间更深层次的内在联系，并且从语音时频域角度出发，分析其对应的能量特征及不同角度下的能量分布，可提取更多细节信息，从而有望进一步提升模型的预测性能。

1.3　本章小结

　　本章主要介绍了帕金森病诊断的研究背景、意义、现状和现有问题。其中，着重描述了基于语音信号的帕金森病诊断的相关研究，并通过对其分析总结，进而提出了现阶段该领域需要考虑和解决的问题。这些问题是当前进一步理解和解决帕金森病诊断研究的关键所在，也是本书内容展开的重要动机。

第 2 章

属性拓扑的基本理论

形式概念分析的研究对象是形式背景。形式背景中包含对象、属性及对象与属性之间的关系。本章中，将从形式背景出发，探索形式背景的直观表示方法——属性拓扑；本章还将讨论属性拓扑的属性分类问题，不同的类别具有不同的性质；介绍了属性拓扑的几种基础运算法则，最后描述了一种对连续形式背景离散化的方法。

2.1 形式背景预处理

形式背景中可能会存在许多冗余信息，为了更加清晰简洁地进行描述和进行相关运算，需要对形式背景进行简化和处理，去除冗余信息，便于后续的分析和属性拓扑的生成。

在形式背景 $K=(G,M,I)$ 中，如果 $\exists A\subseteq G$，满足 $\forall u\subseteq A$，$f(u)=f(A)$，则集合 A 内任意对象之间互为等价对象。相对地，如果 $\exists B\subseteq M$，满足 $\forall m\subseteq B$，$g(m)=g(B)$，则集合 B 内任意属性之间互为等价属性。

在形式背景 $K=(G,M,I)$ 中，若满足 $f(u)=f(h)$ 的任意两个对象 $u,h\in G$ 均有 $u=h$，同时任意满足 $g(m)=g(n)$ 的属性 $m,n\in M$，都有 $m=n$，则 $K=(G,M,I)$ 为净化背景。在净化背景中，不存在等价对象和等价属性。

在预处理过程中，首先将背景简化为净化背景。等价对象之间具有相同的属性信息，等价属性之间具有相同的对象信息，将互为等价对象的各个对象组合成一个对象，相应地，将互为等价属性的各个属性组合为一个属性，不会影响概念的生成和概念格的结构。

在形式背景 $K=(G,M,I)$ 中，若 $\exists u\in G$，满足 $f(u)=\varnothing$，则称对象 u 为空对象，即空对象不具有任何属性，对应地，空属性指不具有任何对象的属性。空对象和空属性不包含计算所需的有用信息，并且与其他属性或对象均不存在关联，即独立于其他属性和对象存在。

如果 $\exists u\in G$，满足 $f(u)=M$，则该对象称为全局对象，即全局对象具有所有的属性，对应地，如果所有的对象都具有某一属性 $m\in M$，则属性 m 为全局属性。全局对象（或属性）包含了形式背景中存在的所有的属性（或对象）信息，所有其他对象（或属性）均作为其子集存在，即全局对象（属性）和其他对象（或属性）相比，不具有用于区分的属性（对象）信息，是可约简的。从概念格构造的角度来看，以全局对象为外延的概念和以全局属性为内涵的概念只可能存在于概念格的顶层和底层，而不会对其他的概念顶点及其格结构产生影响。

在净化背景的基础上去除空属性、空对象、全局属性和全局对象，即完成了形式背景的预处理过程。整个预处理过程去除了冗余信息，保留了分析计算所需的全部有效信息，对概念的生成和计算、概念格的构造没有影响，便于属性拓扑的生成。

表 2-1 展示了一个预处理后的形式背景，其包含了具有区分特性的所有属性和对象。若没有特殊说明，则本书中提到的所有形式背景均为预处理后的形式背景。

表 2-1　预处理后的形式背景示例

对象	属性							
	b	c	d	e	f	g	h	i
1	×					×		
2	×					×	×	
3	×	×				×	×	
4		×				×	×	×
5	×		×		×			
6	×	×			×			
7		×	×		×			
8		×	×		×			

2.2　属性拓扑的定义

在形式背景中属性间的所有关系可以分为三种：包含关系、相容关系和互斥关系。属性对的这三种关系使用数学语言定义如下。

定义 2-1　已知 $K=(G,M,I)$ 为一个形式背景，属性 $m_i,m_j \in M$。

（1）若 $g(m_i) \cap g(m_j)=\varnothing$，则称属性 m_i 与属性 m_j 构成互斥关系。

（2）当条件 0 不成立时：

a．若 $g(m_i) \subseteq g(m_j)$，即 $g(m_i) \cap g(m_j) = g(m_i)$，则称属性 m_i 包含于属性 m_j，或者称属性 m_j 包含属性 m_i；

b．若 $g(m_j) \subseteq g(m_i)$，即 $g(m_i) \cap g(m_j) = g(m_j)$，则称属性 m_j 包含于属性 m_i，或者称属性 m_i 包含属性 m_j。

以上两点统称为属性 m_i 与属性 m_j 构成包含关系。

（3）当条件（1）和（2）不成立时，称属性 m_i 与属性 m_j 构成相容关系。

根据上面的定义可以看出，属性对的三种关系都可以通过计算属性对所属对象集的交集进行判别，并且这三种关系可以涵盖所有属性对的关系。

例 2-1　表 2-2 给出了一个简单的形式背景，求这些属性可以构成多少个属性对，并分别判断这些属性对之间的关系。

表 2-2 简单的形式背景示例

对象	属性		
	a	b	c
1	×		×
2	×	×	
3		×	

解：按照组合数学中的组合问题求解，可知 3 个属性可以构成的属性对的个数为

$$C_3^2 = 3$$

首先，计算属性 a 与属性 b 的关系：

$$g(a) \cap g(b) = \{1,2\} \cap \{2,3\} = \{2\}$$

因为 $g(a) \cap g(b) \neq g(a)$，$g(a) \cap g(b) \neq g(b)$ 且 $g(a) \cap g(b) \neq \varnothing$，所以属性 a 与属性 b 构成相容关系。

然后，计算属性 a 与属性 c 的关系：

$$g(a) \cap g(c) = \{1,2\} \cap \{1\} = \{1\}$$

因为 $g(a) \cap g(c) = g(c) \neq \varnothing$，所以属性 a 与属性 c 构成包含关系。

最后，计算属性 b 与属性 c 的关系：

$$g(b) \cap g(c) = \{2,3\} \cap \{1\} = \varnothing$$

则属性 b 与属性 c 构成互斥关系。

通过定义和示例不难求出各个属性对的关系，但在传统的形式背景表示法中，并不能直观地体现属性对的关系，为了更好地表示形式背景中属性间的各种关系和关联，现在给出属性拓扑的定义。

定义 2-2 属性拓扑（Attibute Topology，AT）以形式背景中的属性为核心，对于一个形式背景 $K = (G, M, I)$，$M = \{m_1, m_2, \cdots, m_n\}$，属性拓扑的邻接矩阵表示法定义为 $\mathrm{AT} := (V, \mathbf{Edge})$，其中：

（1）V 为顶点集合，通常情况下，取属性集合 M 为顶点集合 V。

（2）$\mathbf{Edge}$ 为 n 阶矩阵，矩阵中的每个元素代表从属性 m_i 指向属性 m_j 边上的权值，则

$$\mathbf{Edge}(m_i, m_j) = \begin{cases} \varnothing & g(m_i) \cap g(m_j) = g(m_i) \neq g(m_j) \\ g(m_i) \cap g(m_j) & \text{其他} \end{cases} \tag{2-1}$$

由于属性对的无序性，若 $i = j$ 则属性 m_i 和属性 m_j 无法组成属性对，此时规定

$$\mathbf{Edge}(m_i, m_i) = g(m_i) \tag{2-2}$$

以属性对所属对象间的包含关系、相容关系和互斥关系为基础，生成的一种广义图结构。

我们先来直观地认识一下属性拓扑，以表 2-2 所示形式背景为例，可得其属性拓扑图

如图 2-1 所示。图中的圆圈表示顶点，分别代表 a、b 和 c 三个属性，三个属性之间的连线是带有方向和权值的边。

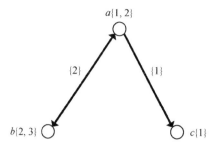

图 2-1　属性拓扑图

从图论的角度来看，属性拓扑是关于属性间关系的加权图表示。属性拓扑有多种表示方法，如邻接矩阵表示法、关联矩阵表示法及邻接表表示法等，本书中仅介绍较易理解的邻接矩阵表示法和关联矩阵表示法。

接下来，让我们结合属性拓扑的邻接矩阵表示法，具体分析属性拓扑是如何表示属性间的三种关系的。

（1）假设属性 m_i 与属性 m_j 构成互斥关系，即 $g(m_i) \cap g(m_j) = \varnothing$。此时 $\mathbf{Edge}(m_i, m_j) = \mathbf{Edge}(m_j, m_i) = \varnothing$，即属性 m_i 与属性 m_j 之间不存在边。

（2）假设属性 m_i 与属性 m_j 构成包含关系。

a. 若属性 m_i 与属性 m_j 相互包含，即 $g(m_i) \cap g(m_j) = g(m_i)$ 且 $g(m_i) \cap g(m_j) = g(m_j)$，则 $\mathbf{Edge}(m_i, m_j) = \mathbf{Edge}(m_j, m_i) = g(m_i) \cap g(m_j)$，即属性 m_i 与属性 m_j 之间为双向边。

b. 设属性 m_j 包含属性 m_i，即 $g(m_i) \cap g(m_j) = g(m_i) \neq g(m_j)$。此时 $\mathbf{Edge}(m_i, m_j) = \varnothing$，$\mathbf{Edge}(m_j, m_i) = g(m_i) \cap g(m_j)$，即属性 m_i 与属性 m_j 之间为从属性 m_j 指向属性 m_i 的单向边。

c. 同理，若属性 m_i 包含属性 m_j，即属性 m_i 与属性 m_j 之间为从属性 m_i 指向属性 m_j 的单向边。

（3）假设属性 m_i 与属性 m_j 构成相容关系，则 $\mathbf{Edge}(m_i, m_j) = \mathbf{Edge}(m_j, m_i) = g(m_i) \cap g(m_j)$，即属性 m_i 与属性 m_j 之间为双向边。

因此，在属性拓扑中不同属性（顶点）之间的连线表示了属性对的不同关系，并以权值的形式给出了属性间的耦合信息。

在图 2-1 中，属性 a、b 满足相容关系；属性 c 为属性 a 的伴生属性，包含于属性 a；属性 b、c 满足互斥关系。由属性拓扑的定义可知，属性拓扑理论强调属性的不可划分性。因此在表示过程中，每个属性作为数据表示的基本单位分析属性间的关系，属性之间的相容、互斥、包含关系重要性相同，并列存在。

从集合角度来看，设 $a, b \in M$，$a' = g(a)$，$b' = g(b)$，则其在属性拓扑中的二元关系可以理解为

$$aI_{\mathrm{T}}b = a' \cup (a' \cap b') \cup b' \qquad (2\text{-}3)$$

属性 a、b 对应的对象全集可以分为地位相同、相互并列的三个部分，即 a'、b'、$a' \cap b'$，三者重要性相同，不存在覆盖与包含关系。如图 2-2 所示，属性 a、b 作为分析的基本单位，不可拆分，$a' \cap b'$ 表示属性 a、b 间的耦合关系，对应属性 a、b 的共有对象，这是其与属性偏序的本质区别。

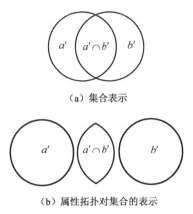

（a）集合表示

（b）属性拓扑对集合的表示

图 2-2　属性拓扑二元关系

属性拓扑的关联矩阵表示法定义为 $\mathbf{AT} := (V, \mathbf{Ind})$，这种表示法只描述属性对之间的关系，其中

$$\mathbf{Ind}(m_i, m_j) = \begin{cases} -1, & g(m_i) \cap g(m_j) = g(m_i) \\ 0, & g(m_i) \cap g(m_j) = \varnothing \\ 1, & \text{其他} \end{cases} \tag{2-4}$$

至此，对于一个已知的形式背景，结合其邻接矩阵和关联矩阵可以简单方便地得到其属性拓扑图。将所有属性作为属性拓扑的顶点，先按照关联矩阵依次画出各属性间的边及指向，再按照邻接矩阵的值标注属性间边的权值。同时，属性拓扑为带有自环的加权图表示，任意属性 m 的自环即 $g(m)$。为了表示的简洁性，作图时暂不考虑自环情况。

例 2-2　对于表 2-1 中给出的形式背景：

$$V = \{b, c, d, e, f, g, h, i\} \tag{2-5}$$

对应的邻接矩阵和关联矩阵如下：

$$\mathbf{Edge}(m_i, m_j) = \begin{bmatrix} \{1,2,3,5,6\} & \{3,6\} & \{5,6\} & \varnothing & \{5,6\} & \{1,2,3\} & \{2,3\} & \varnothing \\ \{3,6\} & \{3,4,6,7,8\} & \{6,7,8\} & \{7\} & \{6,8\} & \{3,4\} & \{3,4\} & \{4\} \\ \{5,6\} & \{6,7,8\} & \{5,6,7,8\} & \{7\} & \{5,6,8\} & \varnothing & \varnothing & \varnothing \\ \varnothing & \varnothing & \varnothing & \{7\} & \varnothing & \varnothing & \varnothing & \varnothing \\ \{5,6\} & \{6,8\} & \varnothing & \varnothing & \{5,6,8\} & \varnothing & \varnothing & \varnothing \\ \{1,2,3\} & \{3,4\} & \varnothing & \varnothing & \varnothing & \{1,2,3,4\} & \{2,3,4\} & \{4\} \\ \{2,3\} & \{3,4\} & \varnothing & \varnothing & \varnothing & \{2,3,4\} & \{2,3,4\} & \{4\} \\ \varnothing & \varnothing & \varnothing & \varnothing & \varnothing & \varnothing & \varnothing & \{4\} \end{bmatrix} \tag{2-6}$$

$$\mathbf{Ind}(m_i, m_j) = \begin{bmatrix} 1 & 1 & 1 & 0 & 1 & 1 & 1 & 0 \\ 1 & 1 & 1 & 1 & 1 & 1 & 1 & 1 \\ 1 & 1 & 1 & 1 & 1 & 0 & 0 & 0 \\ 0 & -1 & -1 & 1 & 0 & 0 & 0 & 0 \\ 1 & 1 & -1 & 0 & 1 & 0 & 0 & 0 \\ 1 & 1 & 0 & 0 & 0 & 1 & 1 & 1 \\ 1 & 1 & 0 & 0 & 0 & -1 & 1 & 1 \\ 0 & -1 & 0 & 0 & 0 & -1 & -1 & 1 \end{bmatrix} \tag{2-7}$$

根据式（2-6）及式（2-7），容易画出属性拓扑图如图 2-3 所示。从图中可以通过边的方向清晰地看出属性对之间的关系，以及耦合强度等信息。

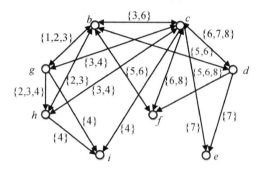

图 2-3　表 2-1 对应属性拓扑图

性质 2-1　属性拓扑与形式背景是一一对应的。

证明：显然，邻接矩阵与属性拓扑是一一对应的，因此只需证明形式背景与邻接矩阵的唯一对应性。

由于式（2-1）包含了所有属性对的关系，因此由一个形式背景一定可以得到唯一确定的邻接矩阵 $\mathbf{Edge}$；反之，由属性邻接矩阵求形式背景，由于其保存了属性的自环信息，只需将邻接矩阵的主对角线元素 $\mathbf{Edge}(m_i, m_i) = g(m_i)$ 列出，即可恢复原形式背景。

属性拓扑定义，显然有以下性质。

性质 2-2　$\forall m_i, m_j, m_k \in V$，$\mathrm{AT} = (V, \mathbf{Edge})$ 具有下列性质。

（1）$\mathbf{Edge}(m_i, m_j)$ 反映了属性对的耦合关系。

（2）$\#\mathbf{Edge}(m_i, m_j)$ 反映了属性对的耦合程度。

（3）$\mathbf{Edge}(m_i, m_j) \subseteq \mathbf{Edge}(m_i, m_i)$。

（4）$\mathbf{Edge}(m_i, m_j) \cap \mathbf{Edge}(m_j, m_k) \subseteq \mathbf{Edge}(m_i, m_k)$。

2.3　属性拓扑的属性分类

根据属性对的耦合关系，我们可以将属性拓扑中的属性分为不同的类别，不同类别的属性具有不同的性质。由于属性拓扑可以直观地表示属性对之间的耦合关系，在属性拓扑中可以很容易地区分这些不同的属性类别。

2.3.1 顶层属性和伴生属性

定义 2-3　在属性拓扑 $\text{AT} = (V, \textbf{Edge})$ 中，$m_i, m_j \in V$，若 $\forall \textbf{Edge}(m_i, m_j) \neq \varnothing$，都有 $\textbf{Edge}(m_j, m_i) \neq \varnothing$，则属性 m_j 称为顶层属性（Superordinate Attribute，SPA），否则 m_j 称为伴生属性（Subordinate Attribute，SBA）。将属性拓扑中所有的顶层属性组成的集合记为 SupAttr，所有的伴生属性组成的集合记为 SubAttr。根据属性拓扑定义、顶层属性定义和伴生属性定义可得出以下性质和定理。

性质 2-3　在属性拓扑中，与顶层属性相连的边只有从顶层属性指出的单向边和双向边，不存在指入顶层属性的单向边。但是与伴生属性相连的边可以有任意方向的单向边和双向边。

定理 2-1　顶层属性必为一个形式概念的内涵。

证明：设属性 $m \in \text{SupAttr}$，则 $\forall A \subseteq M - m$ 且 $A \neq \varnothing$，有

$$g(m) \not\subset g(A) \tag{2-8}$$

由形式概念的定义可知，要证明顶点属性 m 为一个形式概念的内涵，只需证明 $f(g(m)) = m$。由形式背景关系可知，$m \subseteq f(g(m))$。

若 $m \subset f(g(m))$ 成立，则必有 $f(g(m)) = m \cup N$，其中 $N \subseteq M - m$ 且 $N \neq \varnothing$，进而得到

$$g(f(g(m))) = g(m \cup N) = g(m) \cap g(N) \tag{2-9}$$

又

$$g(f(g(m))) = g(m) \tag{2-10}$$

联立式（2-9）和式（2-10）得

$$g(m) = g(m) \cap g(N) \tag{2-11}$$

结合式（2-8）、式（2-11），$g(m) \cap g(N) \not\subset g(A)$，显然结果错误，$m \not\subset f(g(m))$。

则 $f(g(m)) = m$，即顶点属性 m 为一个形式概念的内涵。

由上述定理可得定理 2-2。

定理 2-2　伴生属性不能单独作为一个形式概念的内涵，即如果一个概念的内涵不为空，那么这个内涵中至少包含一个顶层属性。

2.3.2 父属性和子属性

定义 2-4　在属性拓扑 $\text{AT} = (V, \textbf{Edge})$ 中，属性 $m_i \in V$ 的所有父属性定义为

$$\text{Parent}(m_i) = \{m_k \in V \mid \textbf{Edge}(m_k, m_i) \neq \varnothing, \textbf{Edge}(m_i, m_k) = \varnothing\} \tag{2-12}$$

属性 $m_i \in V$ 的所有子属性定义为

$$\text{Child}(m_i) = \{m_k \in V \mid \mathbf{Edge}(m_k, m_i) = \varnothing, \mathbf{Edge}(m_i, m_k) \neq \varnothing\} \tag{2-13}$$

若 $\exists m_j \in \text{Parent}(m_i)$，则将属性 m_j 称为属性 m_i 的一个父属性，同样地，若 $\exists m_j \in \text{Child}(m_i)$，则将属性 m_j 称为属性 m_i 的一个子属性。

性质 2-4 (A, B) 是一个概念，若 $m_i \in B$，则 $\text{Parent}(m_i) \subset B$。

证明：使用反证法，假设 $\exists m_j \in \text{Parent}(m_i)$，满足 $m_j \notin B$。由于 $m_i \in B \subseteq M$，$(A, B) \in B(K)$ 等价于 $(A, B \cup m_j) \in B(K)$。由于 $m_j \in \text{Parent}(m_i)$，$g(m_i) \subset g(m_j)$，$A = g(B \cup m_i) = g(B) \cap g(m_i) = g(B) \cap g(m_i) \cap g(m_j) = g(B \cup m_i \cup m_j)$。

因此，$(A, B \cup m_i) = (A, B) \notin B(K)$。所以，$m_j \notin B$ 不成立，即 $m_j \in \text{Parent}(m_i)$ 都满足 $m_j \in B$，即 $\text{Parent}(m_i) \subset B$。

2.3.3 全局属性、空属性和对等属性

定义 2-5 在属性拓扑 $\text{AT} = (V, \mathbf{Edge})$ 中，$V = \{m_1, m_2, \cdots, m_n\}$，若满足 $\mathbf{Edge}(m_i, :) = \wedge$，即邻接矩阵中的第 i 行元素与对角线元素对应相等，则称属性 m_i 为全局属性；若满足 $\mathbf{Edge}(m_i, m_i) = \varnothing$，则称属性 m_i 为空属性；若满足 $\mathbf{Edge}(m_i, m_i) = \mathbf{Edge}(m_j, m_j)$，则称属性 m_i 与属性 m_j 为形式背景中的对等属性。

性质 2-5 若 $\exists P_i^m, P_j^m \in P^m$，$i \neq j$，则 $P_i^m \cap P_j^m = \varnothing$。

证明：

对于 $\forall m_i \in P_i^m$，$g(m) \cap g(m_i) = O_i^m$。

同样地，对于 $\forall m_j \in P_j^m$，$g(m) \cap g(m_j) = O_j^m$。

所以，对于 $\forall m_i \in P_i^m$，$g(m) \cap g(m_i) = O_i^m \neq O_j^m$，即 $m_i \notin P_j^m$。

同样地，对于 $\forall m_j \in P_j^m$，$m_j \notin P_i^m$。

所以，$P_i^m \cap P_j^m = \varnothing$。

2.4 属性拓扑的基础运算法则

本节将在前两节的基础上介绍几种属性拓扑的基础运算法则，需要注意的是，由于属性拓扑具有多种表示方法，而邻接矩阵表示法是最容易理解的，因此在介绍运算法则时，将使用属性拓扑的邻接矩阵表示法配合属性拓扑图进行，这并不代表属性拓扑的运算仅限于邻接矩阵表示法。

2.4.1　增加属性

表 2-2 给出了一个形式背景，其对应的属性拓扑如图 2-1 所示。现在加入一个新的属性 d ，对象 1 和对象 3 都具有新的属性 d ，则增加属性 d 后的形式背景如表 2-3 所示。

表 2-3　增加属性 d 后的形式背景

对象	属性			
	a	b	c	d
1	×		×	×
2	×	×		
3		×		×

表 2-3 所示的形式背景对应的属性拓扑为 $\mathrm{AT}_+ = (V_+, \mathbf{Edge}_+)$ ，其中：

$$V_+ = \{a,b,c,d\} \tag{2-14}$$

$$\mathbf{Edge}_+ = \begin{bmatrix} \{1,2\} & \{2\} & \{1\} & \{1\} \\ \{2\} & \{2,3\} & \varnothing & \{3\} \\ \varnothing & \varnothing & \{1\} & \varnothing \\ \{1\} & \{3\} & \{1\} & \{1,3\} \end{bmatrix} \tag{2-15}$$

由于属性拓扑和形式背景是一一对应的，对比式（2-5）、式（2-6）与式（2-14）、式（2-15）可以发现，顶点集合中增加一个元素，邻接矩阵由 3 行 3 列增加到 4 行 4 列，并且去掉对应行和列之后的余子式与原有邻接矩阵相同。也就是说，增加一个属性即在属性拓扑中增加一个顶点，而属性拓扑可以描述属性对的关系，增加这个顶点并不对之前顶点构成的拓扑结构造成影响，而只是加入了新增属性与原有属性之间的权值信息。

定义 2-6　已知一个属性拓扑 $\mathrm{AT} = (V, \mathbf{Edge})$ ， $V = \{m_1, m_2, \cdots, m_n\}$ ，要增加的属性为 m_{n+1} ，其对应的对象集为 $g(m_{n+1})$ ，设增加属性后的属性拓扑为 $\mathrm{AT}_+ = (V_+, \mathbf{Edge}_+)$ ，则这个运算记作：

$$\mathrm{AT} = (V, \mathbf{Edge}) \xrightarrow{\;+m_{n+1}\;} \mathrm{AT}_+ = (V_+, \mathbf{Edge}_+)$$

$$= \left(\{V, m_{n+1}\}, \begin{bmatrix} & & & \mathbf{Edge}(m_1, m_{n+1}) \\ & \mathbf{Edge} & & \mathbf{Edge}(m_2, m_{n+1}) \\ & & & \vdots \\ \mathbf{Edge}(m_{n+1}, m_1) & \mathbf{Edge}(m_{n+1}, m_2) & \cdots & g(m_{n+1}) \end{bmatrix} \right) \tag{2-16}$$

性质 2-6　在属性拓扑中，增加多个属性可以拆解为多次增加属性运算。

性质 2-7　任意一个属性拓扑都可以从 $\mathrm{AT}_0 = \{\varnothing, \varnothing\}$ 经过有限次增加属性运算得到。

例 2-3　利用属性拓扑的增加属性运算验证上述性质，得出表 2-2 所示的形式背景的属性拓扑。

$$AT_0 = \{\varnothing, \varnothing\}$$

$$\xrightarrow{\;+a\;} (V_1, \mathbf{Edge}_1) = (\{a\}, [g(a)]) = (\{a\}, [\{1,2\}])$$

$$\xrightarrow{\;+b\;} (V_2, \mathbf{Edge}_2) = \left(\{V_1, b\}, \begin{bmatrix} \mathbf{Edge}_1 & \mathbf{Edge}(a,b) \\ \mathbf{Edge}(b,a) & g(b) \end{bmatrix} \right) = \left(\{a,b\}, \begin{bmatrix} \{1,2\} & \{2\} \\ \{2\} & \{2,3\} \end{bmatrix} \right)$$

$$\xrightarrow{\;+c\;} (V_3, \mathbf{Edge}_3) = \left(\{V_2, c\}, \begin{bmatrix} & \mathbf{Edge}_2 & & \mathbf{Edge}(a,c) \\ & & & \mathbf{Edge}(b,c) \\ \mathbf{Edge}(c,a) & \mathbf{Edge}(c,b) & & g(c) \end{bmatrix} \right)$$

$$= \left(\{a,b,c\}, \begin{bmatrix} \{1,2\} & \{2\} & \{1\} \\ \{2\} & \{2,3\} & \varnothing \\ \varnothing & \varnothing & \{1\} \end{bmatrix} \right)$$

2.4.2 删除属性

仿照上面的分析方法，删除一个属性，属性拓扑中要删除这个顶点，同时所有与该属性组成的属性对将不复存在，但这个属性的删除不会影响到其他属性对的关系，因此只需要去掉邻接矩阵中对应的行和列。

定义 2-7 已知一个属性拓扑 $AT = (V, \mathbf{Edge})$，$V = \{m_1, \cdots, m_i, \cdots, m_n\}$，要删除的属性为 m_i，其对应的对象集为 $g(m_i)$，设删除属性后的属性拓扑为 $AT_- = (V_-, \mathbf{Edge}_-)$，则这个运算记作：

$$AT = (V, \mathbf{Edge}) \xrightarrow{\;-m_i\;} AT_- = (V_-, \mathbf{Edge}_-) \tag{2-17}$$

$$V_- = \{m_1, \cdots, m_{i-1}, m_{i+1}, \cdots, m_n\} \tag{2-18}$$

$$\mathbf{Edge}_- = \begin{bmatrix} g(m_1) & \cdots & \mathbf{Edge}(m_1, m_{i-1}) & \mathbf{Edge}(m_1, m_{i+1}) & \cdots & \mathbf{Edge}(m_1, m_n) \\ \vdots & & \vdots & \vdots & & \vdots \\ \mathbf{Edge}(m_{i-1}, m_1) & \cdots & g(m_{i-1}) & \mathbf{Edge}(m_{i-1}, m_{i+1}) & \cdots & \mathbf{Edge}(m_{i-1}, m_n) \\ \mathbf{Edge}(m_{i+1}, m_1) & \cdots & \mathbf{Edge}(m_{i+1}, m_{i-1}) & g(m_{i+1}) & \cdots & \mathbf{Edge}(m_{i+1}, m_n) \\ \vdots & & \vdots & \vdots & & \vdots \\ \mathbf{Edge}(m_n, m_1) & \cdots & \mathbf{Edge}(m_n, m_{i-1}) & \mathbf{Edge}(m_n, m_{i+1}) & \cdots & g(m_n) \end{bmatrix} \tag{2-19}$$

性质 2-8 在属性拓扑中增加属性运算与删除属性运算互为逆运算。

性质 2-9 在属性拓扑中，删除多个属性可以拆解为多次删除属性运算。

性质 2-10 一个属性拓扑可以由任意一个属性拓扑经过有限次增加属性运算和删除属性运算得到。

性质 2-11 一个属性拓扑 AT 经过有限次删除属性运算后得到 AT_-，则 AT_- 必为 AT 的一部分，并称 AT_- 为 AT 的子属性拓扑或子图。

例 2-4 表 2-2 给出了一个形式背景，在此基础上删除属性 c 所得的形式背景如表 2-4 所示，请读者自行熟悉属性拓扑的删除属性运算，并验证上述性质。

表 2-4　删除属性 c 后的形式背景

对象	属性	
	a	b
1	×	
2	×	×
3		×

2.4.3　合并属性

表 2-2 给出了一个形式背景，在此基础上将属性 a 与属性 c 合并，属性 a 与属性 c 合并后对应的对象集为 $g(a \cup c) = g(a) \cap g(c) = \{1,2\} \cap \{1\} = \{1\}$，所得的形式背景如表 2-5 所示。

表 2-5　合并属性 a 与属性 c 后的形式背景

对象	属性	
	ac	b
1	×	
2		×
3		×

因此仿照上面的分析方法，合并属性可以分解为首先删除属性 a 和属性 c，然后增加属性 ac。

定义 2-8　已知一个属性拓扑 $\text{AT} = (V, \textbf{Edge})$，$V = \{m_1, \cdots, m_i, \cdots, m_j, \cdots, m_n\}$，要合并的属性为 m_i 与 m_j，设合并属性后的属性拓扑为 $\text{AT}_\cup = (V_\cup, \textbf{Edge}_\cup)$，则这个运算记作：

$$\text{AT} = (V, \textbf{Edge}) \xrightarrow{m_i \cup m_j} \text{AT}_\cup = (V_\cup, \textbf{Edge}_\cup) \tag{2-20}$$

合并属性运算规则中的 $m_i \cup m_j = -m_i - m_j + m_i m_j$，即

$$\text{AT} = (V, \textbf{Edge}) \xrightarrow{-m_i - m_j + m_i m_j} \text{AT}_\cup = (V_\cup, \textbf{Edge}_\cup) \tag{2-21}$$

性质 2-12　若要合并的属性 m_i 与 m_j 构成包含关系，则合并属性运算简化为两步：

（1）删除父属性。

（2）将 V 中的子属性直接替换成 $m_i m_j$。

性质 2-13　若要合并的属性 m_i 与 m_j 为对等属性，则合并运算也可简化为两步：

（1）删除其中一个属性。

（2）将 V 中另一个属性直接替换成这两个属性的并集。

性质 2-14　多个属性的合并可以拆解为多次两两属性的合并运算。

2.4.4　交换属性

属性拓扑和形式背景是一一对应的，形式背景中的属性之间可以交换，而不影响形式

背景的表示。

表 2-2 与表 2-6 表示的是同一个形式背景，同样地，属性拓扑在进行交换属性运算前后是同一个属性拓扑。

表 2-6 交换属性后的形式背景

对象	属性		
	c	b	a
1	×		×
2		×	×
3		×	

定义 2-9 已知一个属性拓扑 $AT = (V, \mathbf{Edge})$，$V = \{m_1, \cdots, m_i, \cdots, m_j, \cdots m_n\}$，要交换的属性为 m_i 与 m_j，设交换属性后的属性拓扑为 $AT_s = (V_s, \mathbf{Edge}_s)$，则这个运算记作：

$$AT = (V, \mathbf{Edge}) \xrightarrow{\ m_i \leftrightarrow m_j\ } AT_s = (V_s, \mathbf{Edge}_s) \tag{2-22}$$

$$V_s = \{m_1, \cdots, m_j, \cdots, m_i, \cdots m_n\} \tag{2-23}$$

$$\mathbf{Edge}_s = \begin{bmatrix} g(m_1) & \cdots & \mathbf{Edge}(m_1, m_j) & \cdots & \mathbf{Edge}(m_1, m_i) & \cdots & \mathbf{Edge}(m_1, m_n) \\ \vdots & & \vdots & & \vdots & & \vdots \\ \mathbf{Edge}(m_j, m_1) & \cdots & g(m_j) & \cdots & \mathbf{Edge}(m_j, m_i) & \cdots & \mathbf{Edge}(m_j, m_n) \\ \vdots & & \vdots & & \vdots & & \vdots \\ \mathbf{Edge}(m_i, m_1) & \cdots & \mathbf{Edge}(m_i, m_j) & \cdots & g(m_i) & \cdots & \mathbf{Edge}(m_i, m_n) \\ \vdots & & \vdots & & \vdots & & \vdots \\ \mathbf{Edge}(m_n, m_1) & \cdots & \mathbf{Edge}(m_n, m_j) & \cdots & \mathbf{Edge}(m_n, m_i) & \cdots & g(m_n) \end{bmatrix} \tag{2-24}$$

2.4.5 子图合并

定义 2-10 已知一个属性拓扑 $AT = (V, \mathbf{Edge})$ 及两个子图 $AT_1 = (V_1, \mathbf{Edge}_1)$，$AT_2 = (V_2, \mathbf{Edge}_2)$，设子图 AT_1 与子图 AT_2 合并后的属性拓扑记为 $AT_0 = (V_0, \mathbf{Edge}_0)$，则这个运算记作：

$$AT_0 = AT_1 \cup AT_2 \tag{2-25}$$

（1）假设 AT_1' 与 AT_2' 中顶点集合元素与顺序保持一致，则 $AT_0 = (V_0, \mathbf{Edge}_0)$ 中：

$$V_0 = V_1 = V_2 \tag{2-26}$$

$$\mathbf{Edge}_0(m_i, m_j) = \mathbf{Edge}_1(m_i, m_j) \cup \mathbf{Edge}_2(m_i, m_j) \tag{2-27}$$

（2）假设 AT_1' 与 AT_2' 中的顶点集合元素一致，但顺序不一致，则首先使用交换属性运算，将顶点集合元素顺序一致化，则可以使用式（2-26）与式（2-27）计算。

（3）假设 AT_1' 与 AT_2' 中的顶点集合元素不一致，则首先计算顶点集合：

$$V_0 = V_1 \cup V_2 \tag{2-28}$$

然后增加属性，并认为缺少的这些属性都为空属性，并进行必要的属性交换：

$$AT_1 \xrightarrow{+(V_0-V_1)} AT_1' = (V_0, \mathbf{Edge}_1') \tag{2-29}$$

$$AT_2 \xrightarrow{+(V_0-V_2)} AT_2' = (V_0, \mathbf{Edge}_2') \tag{2-30}$$

此时，AT_1' 与 AT_2' 为同型邻接矩阵，并且顶点集合元素与顺序保持一致，则可以使用式（2-26）与式（2-27）计算。

2.5 属性拓扑的转置：对象拓扑

形式背景由对象、属性及它们之间的关联组成。如果将形式背景转置，则由于对象、属性及它们之间的关联没有被破坏，所以不会造成信息丢失。

表 2-2 给出了一个形式背景，共包含 1、2、3 三个对象，a、b、c 三个属性，对象 1 具有属性 a 和属性 c，具有属性 b 的有对象 2 和对象 3。表 2-7 将表 2-2 中的形式背景转置，其中每行表示一个属性，每列表示一个对象。在表 2-7 的形式背景中，共包含 1、2、3 三个对象，a、b、c 三个属性，对象 1 具有属性 a 和属性 c，具有属性 b 的有对象 2 和对象 3。也就是说，转置前后的形式背景并没有信息丢失。图 2-4 展示了表 2-7 所对应的对象拓扑图。

表 2-7 形式背景的转置

属性	对象		
	1	2	3
a	×	×	
b		×	×
c	×		

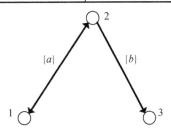

图 2-4 表 2-7 所对应的对象拓扑图

仿照属性拓扑的定义，下面给出对象拓扑的定义。

定义 2-11 已知一个形式背景 $K = (G, M, I)$，对象拓扑定义为

$$OT = AT^T = (V, \mathbf{Edge}) \tag{2-31}$$

其中：

$$V^T = G \tag{2-32}$$

$$\mathbf{Edge}^{\mathrm{T}}(g_i, g_j) = \begin{cases} \varnothing & , f(g_i) \cap f(g_j) = f(g_i) \neq f(g_j) \\ f(g_i) \cap f(g_j) & , \text{其他} \end{cases} \tag{2-33}$$

由于对象拓扑可以理解为属性拓扑的简单转置，它与属性拓扑的各种定义、性质、原理、运算等都是类似的，此处便不再赘述。

2.6 决策连续形式背景的离散化

在实际应用中，连续值的决策形式背景应用更为广泛。目前存在的离散化方法有很多，本节根据决策连续形式背景离散化的特殊要求，提出了一种可视化的数据离散化方法。该方法借助可视化方法对数据类别分布进行表示，将连续数据分布转化为图形分布，进一步利用视觉模糊性对图形空间进行处理，进而将决策连续形式背景离散化。

2.6.1 数据空间的色度学可视化

为了在不影响空间分布的情况下进行数据类别表示，本节采用张涛和 Janicke 等人提出的色度学可视化表示方法。

对于一个已知类别数据 $u_i = \{x_{i1}, x_{i2}, \cdots, x_{id}\} \in U$ ，$L(x_i) \in c_m$，其第 j 个特征在笛卡儿空间中映射空间坐标为 (j, x_{ij})。将色度信息作为一个维度进行统一表示，由于色度空间考虑了类别分布，该特征在空间中的色度值可表示为 $f(j, x_{ij}, c_m)$。其中 c_m 维表示类别，在可视化空间内以色度进行表示，不影响原有的空间结构与表示过程。

对于多个数据组成的数据集，其特定坐标下的色度学表示可通过色度学合成完成。设在该坐标 (x_i, x_j) 下共有 l 个对象，需要 l 个基色进行表示。设选取的基色在颜色空间坐标为 $\vec{h}_k(r_k, \theta_k)$，幅值 r_k 表示饱和度，用于表示类别的混合程度。对于基色，由于表示单一类别，因此饱和度最大，可令 $r_k = 1$。相角 θ_k 表示色调，不同的色调对应不同的相角。

在决策背景的离散过程中，类别的概率分布是决策的主要依据，而样本的绝对数目分布对于决策过程的影响包含在后期形式概念分析过程中。因此，本节对空间中相同坐标点的不同类别数据进行归一化处理，即

$$f(x_i, x_j, c_k) = \frac{f(x_i, x_j, c_k)}{\sum_{k=1}^{l} f(x_i, x_j, c_k)} \tag{2-34}$$

在色度学合成中，相同空间上混合色的色调 θ 和饱和度 r 分别为

$$\theta = \sum_{k=1}^{l} f(x_i, x_j, c_k) \theta_k \tag{2-35}$$

$$r = \max\left[\sum_{k=1}^{l} f(x_i, x_j, c_k) r_k, 1\right] \tag{2-36}$$

通过色度学计算，将类别信息转化为色度信息对当前像素点进行着色。

2.6.2 可视化空间离散化

通过可视化表示，将数据表示成可视化空间中的点分布。由于数据采集本身的离散特性及其采集样本的数量特性，类别数据在可视化空间中将表现为线段分布。根据空间点或线的颜色特征对其进行离散化划分，在保证分类准确率的同时满足区段最小化，是本节方法的核心思想。

对于某一特征数据 $a = \{x_{1i}, x_{2i}, \cdots, x_{ni}\}$，为了表示方便，其值域根据其数值大小非递减排列，其值域 $V_a = \{v_a^1, v_a^2, \cdots, v_a^i, \cdots, v_a^n\}$，则有

$$v_a^1 < \cdots < v_a^i < \cdots < v_a^{|v_a|} \tag{2-37}$$

在形式背景 (U, A, I) 中，数值为 v_a^i 的特征的集合可表示为

$$X_a^i = \left\{ x \in a \mid x = v_a^i \right\} \tag{2-38}$$

结合子背景 (U, D, J)，集合 X_a^i 对应的类别可表示为

$$\Delta_a^i = \{d \in D \mid \exists x \in X_a^i, L(x) = d\} \tag{2-39}$$

则值域相邻的不同类别间隔为

$$C_a = \left\{ \frac{v_a^i + v_a^{i+1}}{2} \middle| \Delta_a^i | > 1 \text{ or } |\Delta_a^{i+1}| > 1 \text{ or } \Delta_a^i \neq \Delta_a^{i+1} \right\} \tag{2-40}$$

在以划分为代表的离散化方法中，对 v_a^i 和 v_a^{i+1} 取中间间隔，以此作为离散化的区间标准。从投影角度来看，该离散化过程是将原有的值域-样本域-特征域三维空间向值域-特征域平面的投影过程，如图 2-5 所示。

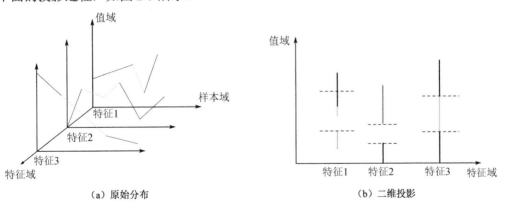

（a）原始分布　　　　　　　　　　　　　（b）二维投影

图 2-5　离散化的映射表示

从图 2-5 中可以直观观察到，该方法的本质是根据值域分布与类别分布对数据进行最大化离散，从而保证每个量化区间内类别数目最小，满足后期分类性能的要求。但对于类别混叠严重的数据，过细的离散化不但使离散化后的属性过多，导致形式结构分析阶段计算复杂度增加，而且容易形成过学习，使分类性能下降。

为了解决划分过细的问题，可通过对值域-特征域平面的投影对数据进行聚合，其基本

原则为设定量化间隔最小阈值 d，若 $\Delta_a^i < d$，则该量化间隔与相邻间隔中较小的进行合并，从而将小的量化阶模糊化，形成基于类别分布的大阶段量化。根据主动生长原理可知，该量化后的区间间隔为

$$C_a^i = \begin{cases} C_a^i & , \quad C_a^i > d \text{且} C_a^{i+1} > d \\ C_a^i + C_a^{i+1}, & C_a^i > d \text{且} C_a^{i+1} < d \\ C_a^i + C_a^{i+1}, & C_a^i < d \text{且} C_a^{i+1} > d \\ C_a^i + C_a^{i+1}, & C_a^i < d \text{且} C_a^{i+1} < d \end{cases} \tag{2-41}$$

由分布条件可将式（2-41）合并为

$$C_a^i = \begin{cases} C_a^i & , \quad C_a^i > d \text{且} C_a^{i+1} > d \\ C_a^i + C_a^{i+1}, & \text{其他} \end{cases} \tag{2-42}$$

按主动生长原理进行简化，式（2-42）可进一步简化为

$$C_a^i = C_a^i - \text{Sign}\left\{ \text{Sign}\left[\text{Sign}(C_a^v - d) + \text{Sign}(C_a^i - d) \right] - 1 \right\} \cdot C_a^{i+1} \tag{2-43}$$

以此为依据对原始投影空间进行区间融合。

2.6.3 形式背景生成

利用以上方法对各特征进行可视化数据离散化，可将六元组 (U,M,A,I,D,J) 中的属性 A 由连续区间表示变为区间段表示，即另一个连续集合变为有限集合的过程，以此形成背景 $K=(U,M,W,I,D,J)$，其中 U、M、D、J 均与原表示相同。W 为属性值域，此处为离散化后的特征值；$I \subseteq U \times M \times W$ 为三元关系序偶，满足当 $(u,m,w) \in R$ 且 $(u,m,v) \in R$ 时有 $w=v$ 成立。以此将连续形式背景转化为多值形式背景。

进一步地，可利用标尺法或平凡运算将多值形式背景转化为二值形式背景，最终获得将六元组的决策连续形式背景 (U,M,A,I,D,J) 变为决策二值形式背景 (U,M,A,I,D,J) 的过程。

2.7 本章小结

本章介绍了属性拓扑的基本定义、性质和运算，并针对连续形式背景的离散化给出了一种可视化转换方法，这些内容是本书展开的基础性描述，也是属性拓扑后期拓展的基础。

第二篇

数据分析

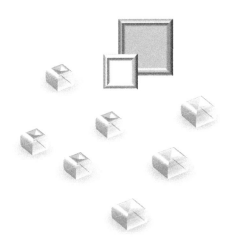

第3章

经典特征提取与实验设置

本章将详细描述本书后续实验部分使用的帕金森病语音数据集。进一步地，重点阐述基于帕金森病患者语音样本的经典声学特征提取方法。此外，本章还将介绍一些经典的帕金森病诊断分类器，这些分类器在自动识别和区分健康者与帕金森病患者的语音样本方面发挥着关键作用。最后说明了交叉验证方法的步骤及能够衡量分类器性能的不同评价指标。

3.1　数据集

本书所提特征提取方法是基于原始帕金森病语音信号进行特征提取的，实验中使用了两个不同的数据集，分别是张涛课题组研究团队采集的汉语帕金森病语音数据集，本书将其记为 Dataset-CPPDD，以及 Sakar 教授团队在 2013 年公布的帕金森病原始语音数据集，本书将其记为 Dataset-Sakar。由于 Sakar 教授团队的土耳其语的帕金森病原始语音数据集在目前公开的 UCI 数据集中被广泛使用，故本书也对其进行了实验。本书实验使用两种母语发音不同的帕金森病语音数据集的目的是充分展示本书所提特征提取方法检测能力的稳定性，也是为了使实验结果更具说服力。

本书所用的 Dataset-Sakar 是由 Sakar 教授团队在伊斯坦布尔大学医学院神经内科采集的，且被国内外的多数研究帕金森病语音诊断的研究学者使用，目前收录于 UCI 机器学习与智能系统中心。该数据集是使用型号为 TRUSTMC-1500 的麦克风进行语音数据采集的，其采样频率为 44.1kHz，采集时麦克风距离发音部位 10cm。Dataset-Sakar 一共包含 20 名（14 名男性，6 名女性）帕金森病患者的语音信号和 20 名（10 名男性，10 名女性）健康者的语音信号。帕金森病患者的年龄分布为 43～77 岁（均值：64.86，年龄的标准差：8.97）。健康者的年龄分布为 45～83 岁（均值：62.55，年龄的标准差：10.79）。在整个数据集的采集过程中，各患者被要求用土耳其语完成持续元音、数字、单词和断句的 26 个发音任务。所使用的语音数据为长元音发音（a/o），其中每个元音发音 3 次。本书中的实验预处理阶段均对数据集内的部分语音进行了帧头帧尾检测。

在本书中，Dataset-CPPDD 中的汉语持续元音数据在中国河北省唐山市工人医院、开滦精神卫生中心和秦皇岛市第一医院采集。在开始采集之前，所有患者均被告知采集过程，自愿参加并签署知情同意书。之后，医生将记录患者的年龄、性别、职业和简要健康史，包括慢性疾病、长期用药、任何其他神经系统疾病，并记录疾病症状。本研究记录的统计信息并不用于帕金森病的诊断，仅供计算机辅助存储系统进行相应记录，以供后续研究使用。Dataset-CPPDD 包括 38 名帕金森病患者（20 名男性和 18 名女性）和 40 名健康者（20 名男性和 20 名女性）的语音信号。帕金森病患者的纳入标准如下。

（1）所有患者在采集语音前均处于未服药状态（12 小时内未使用左旋多巴，24 小时内未使用多巴胺激动剂）。

（2）疾病持续时间从确诊时起不超过 5 年，各患者均为早期帕金森病患者。

（3）除帕金森病外无明显的神经系统疾病。

（4）目前未接受任何言语或发音方面的治疗。

Dataset-CPPDD 中的帕金森病患者年龄分布为 45～81 岁（均值：61.35，标准差：10.63），健康者年龄分布为 43～76 岁（均值：60.97，标准差：9.63）。每位患者都记录了汉语的六个持续元音发音/a/、/o/、/e/、/i/、/u/、/ü/，每个元音连续发声 3 遍，并进行多次采集。所有患者在采集前均未服用任何刺激性药物，且无其他干扰性疾病，每位患者在医生指导下发声。所有语音的采集都在安静、隔音的房间里进行，使用专业声卡和 HYUNDAIHY-M11 面向麦克风，以确保捕捉到的声音没有失真且无明显噪声。采集语音样本时麦克风距离嘴部 10cm，采样频率为 44.1kHz，分辨率为 16 位，原始语音为双声道，每个元音连续发音约 3s，特征提取时选择单声道进行处理。然后，将连续语音截取为单个元音的语音片段，并通过人工筛选截取有效语音部分，截取后每个元音样本时长为 1s。在截取语音片段后，使用 Praat 声学分析软件从语音样本中提取帕金森病经典声学特征。在本书中，将采集的汉语持续元音发音数据集命名为"汉语发音帕金森病数据集"（Chinese Pronunciation Parkinson Disease Dataset，CPPDD）。表 3-1 所示为 Dataset-Sakar 和 Dataset-CPPDD 的详细信息对比，具体情况如下。

表 3-1　Dataset-Sakar 和 Dataset-CPPDD 的详细信息对比

数据集名称	Dataset-Sakar	Dataset-CPPDD
采集方式	持续发音	持续发音
语言	土耳其语	汉语
样本数量（患者/健康者）	120:120	684:720
性别比例（男性/女性）	24:16	40:38
年龄分布（患者/健康者）	43～77 岁/45～83 岁	45～81 岁/43～76 岁
年龄均值（患者/健康者）	64.86/62.55	61.35/60.97
采集设备	TRUSTMC-1500	HYUNDAIHY-M11
采样频率	44.1kHz	44.1kHz
用药情况	未提供	有记录

由表 3-1 可知，将所用的两个数据集从采集方式、采样频率、样本数量、性别比例和用药情况等方面进行了简单对比，可以发现两种数据集的采集方式和采样频率相同，其有利于两种数据集下的实验结果对比。另外，Dataset-CPPDD 中的数据量无论是从患者人数还是数据的样本量均高于 Dataset-Sakar 中的数据量，这表明 Dataset-CPPDD 中的样本数量

更加充足。同时，Dataset-CPPDD 样本的性别比例比 Dataset-Sakar 中的性别比例更加均衡，且对患者是否用药的情况进行了记录。本书将在这两个数据集上进行相关实验。

3.2　经典声学特征提取

许多研究表明，帕金森病患者的声带存在损伤，具体表现为声带发声障碍，其音量不稳定、音节发音困难、声音清晰等方面会影响声音，这些构音障碍可作为帕金森病早期诊断的基础。帕金森病构音障碍诊断常用的经典声学特征可以分为频率微扰特征、振幅微扰特征、谐波相关特征及其他的基本线性特征和非线性特征，这些特征都是根据语音样本的振幅、频率、音高、基频等信息提取出来的，是帕金森病语音诊断方面使用最多最广泛的特征，这些特征的质量也得到了广泛的认可。帕金森病构音障碍诊断常用的经典声学特征如表 3-2 所示。

表 3-2　帕金森病构音障碍诊断常用的经典声学特征

特征种类	特征名称	特征描述
频率微扰特征	Jitter（relative），Jitter（ddp），Jitter（ppq5），Jitter（rap），Jitter（abs）	频率参数，表示语音周期值的相对变化情况，衡量语音信号与基频的偏差情况
振幅微扰特征	Shimmer（relative），Shimmer（dB），Shimmer（apq3），Shimmer（apq5），Shimmer（apq11），Shimmer（dda）	振幅参数，衡量语音信号在时间域内连续两个周期振幅的相对变化情况
谐波相关特征	噪声谐波比（NHR） 谐波噪声比（HNR）	衡量语音信号中谐波成分和噪声成分的比例
基本线性特征	基音参数（Pitch） F0 相关特征 脉冲参数（Pulse）	包括最大基音数、最小基音数、基音中位数、基音平均数、基音方差 单位时间内脉冲的数量和平均值
非线性特征	循环周期密度熵（RPDE） 趋势波动分析（DFA） 基音周期熵（PPE） 关联维度（D2）	衡量声带的振动模式 衡量语音中随机气流的自相关程度 衡量语音信号中基频的稳定程度 衡量声带的周期振动规律

频率微扰、振幅微扰、谐波噪声比和趋势波动分析等是帕金森病语音特征算法研究的重点。式（3-1）～式（3-12）列出了这些特征的计算公式，各个特征的物理意义和分析具体如下。

由语音信号本身特点及持续发音法的测试特点可知，采集到的语音时域波形图具有明显的类周期性。但是，要想进一步了解各语音周期值的相对变化情况，就需要对所获得的语音周期序列进行算法分析。对于周期变化特征可采用跳动（Jitter）、相对幅度振动、五点周期振动商、周期间平均绝对差与平均周期比进行测量。

在跳动特征中，绝对跳动 Jitter（abs）体现了语音周期循环中相邻两个周期取值变化的平均值，计算公式为

$$\text{Jitter(abs)} = \frac{1}{N-1}\sum_{i=1}^{N-1}|T_i - T_{i+1}| \tag{3-1}$$

式中，T_i 为语音周期序列中第 i 个周期值；N 为语音周期序列长度值。

与绝对跳动对应，相对跳动 Jitter（relative）体现了语音周期循环中相邻两个周期取值变化的平均值的相对变化，计算公式为

$$\text{Jitter(relative)} = \frac{\dfrac{1}{N-1}\sum_{i=1}^{N-1}|T_i - T_{i+1}|}{\dfrac{1}{N}\sum_{i=1}^{N}T_i} \tag{3-2}$$

相对幅度振动（Relative Amplitude Perturbation，RAP）体现了语音周期循环中相邻三个周期取值变化的平均值的相对变化，计算公式为

$$\text{Jitter(rap)} = \frac{1}{N-2}\times\frac{\sum_{i=2}^{N-1}\left|T_i - \dfrac{1}{3}(T_{i-1}+T_i+T_{i+1})\right|}{\dfrac{1}{N}\sum_{i=1}^{N}T_i} \tag{3-3}$$

与此类似的五点周期振动商（Five-point Period Perturbation Quotient，PPQ5），其体现了语音周期循环中相邻五个周期取值变化的平均值的相对变化，即周期间平均绝对差与平均周期比（Average absolute difference of differences between cycles, divided by the average period，DDP），计算公式为

$$\text{Jitter(ddp)} = \frac{1}{N-2}\times\frac{\sum_{i=2}^{N-1}\left|(T_i - T_{i-1})-(T_{i+1}-T_i)\right|}{\dfrac{1}{N}\sum_{i=1}^{N}T_i} \tag{3-4}$$

周期变化特征从周期性角度来看，即从频率域刻画了语音特征。与周期变化特征的研究类似，为更清晰地体现语音峰值在时间域的相对变化情况，同样需要对所获得的语音峰值序列进行特征算法分析。基于此，引入闪烁（Shimmer）、N 点幅度振动商及相邻周期幅度差的平均绝对差的概念。

绝对闪烁 Shimmer(dB)体现了语音周期循环中相邻两个周期幅度峰值变化的平均值，计算公式为

$$\text{Shimmer(dB)} = \frac{1}{N-1}\sum_{i=1}^{N-1}\left|20\log\frac{A_{i+1}}{A_i}\right| \tag{3-5}$$

式中，A_i 为语音峰值序列中第 i 个峰值；N 为语音峰值序列长度值。

相对闪烁 Shimmer(relative)体现了语音周期循环中相邻两个周期幅度峰值变化的平均值的相对变化，计算公式为

$$\text{Shimmer(relative)} = \frac{1}{N-1} \times \frac{\sum_{i=1}^{N-1}|A_i - A_{i+1}|}{\frac{1}{N}\sum_{i=1}^{N} A_i} \tag{3-6}$$

三点幅度振动商（Three point Amplitude Perturbation Quotient，APQ3）体现了语音周期循环中相邻三个周期幅度峰值变化的平均值的相对变化，计算公式为

$$\text{Shimmer(apq3)} = \frac{1}{N-2} \times \frac{\sum_{i=2}^{N-1}\left|A_i - \frac{1}{3}(A_{i-1} + A_i + A_{i+1})\right|}{\frac{1}{N}\sum_{i=1}^{N} A_i} \tag{3-7}$$

与此类似的五点幅度振动商及 11 点幅度振动商（11-point Amplitude Perturbation Quotient，APQ11），则分别体现了语音周期循环中相邻 5 个和 11 个周期幅度峰值变化的平均值的相对变化，即不同时间窗口下的数据变化情况，是时域分析中短时分析的典型方法。另外，相邻周期幅度差的平均绝对差（Average absolute difference consecutive differences between the amplitudes of consecutive periods，DDA）可以反映准周期信号的变化，计算公式为

$$\text{Shimmer(dda)} = \frac{1}{N-2} \times \frac{\sum_{i=2}^{N-1}|(A_i - A_{i-1}) - (A_{i+1} - A_i)|}{\frac{1}{N}\sum_{i=1}^{N} A_i} \tag{3-8}$$

对于一个稳定时间信号 $x(t)$，其自相关函数可以定义为

$$r_x(\tau) = \int x(t)x(t+\tau)\mathrm{d}t \tag{3-9}$$

当 $\tau = 0$ 时，函数取到最大值 $r_x(0)$。若除 $\tau = 0$ 外，函数仍能取到最值，那么这个函数就被称为周期函数。假设其周期为 T_0，则所有的最值都位于 $\tau = nT_0$，即 $r_x(nT_0) = r_x(0)$。若函数局部最大值位于 $\tau_{\max}$，且 $r_x(\tau_{\max})$ 足够大，那么 $r_x(\tau_{\max})$ 与 $r_x(0)$ 的比值就被视为这个信号中的谐波成分 $r_H(0)$，而 1 减去 $r_H(0)$ 则为信号中的噪声成分 $r_N(0)$。谐波噪声比（Harmonics-to-Noise，HNR）的计算公式为

$$\text{HNR(dB)} = 10\log(r_H(0) / r_N(0)) \tag{3-10}$$

趋势波动分析（Detrended Fluctuation Analysis，DFA）是一类应用于研究语音信号中随机噪声自相似程度的语音特征。这种随机噪声大多是在发声时气流经过声带而产生的。对于那些存在构音障碍的帕金森病患者，其声带存在病变，因此会使夹杂进语音信号中的随机噪声发生改变。反过来，与健康者相比，这种随机噪声特性的改变就可以反映出帕金森病患者的病变。

对一段语音信号进行趋势波动分析，首先需要去除信号中的直流成分，并将其整合成一段新的语音序列 $y(k)$，计算公式为

$$y(k) = \sum_{i=1}^{k} \left[\mathrm{DATA}(i) - \mathrm{DATA_{mean}} \right] \tag{3-11}$$

式中，$\mathrm{DATA}(i)$ 为语音序列中第 i 个数值；$\mathrm{DATA_{mean}}$ 为语音序列的平均值。随后将整合后的语音序列 $y(k)$ 分割成长度为 n 的若干段，对每段运用一阶最小二乘法求取其近似值，即每段的变化趋势 $y_n(k)$。当窗口长为 n 时，其近似平均误差 $F(n)$ 为

$$F(n) = \sqrt{\frac{1}{N} \sum_{k=1}^{N} \left[y(k) - y_n(k) \right]^2} \tag{3-12}$$

式中，N 为语音序列 $\mathrm{DATA}(i)$ 的长度，当窗口长度 n 加大时，近似平均误差 $F(n)$ 也随之增大。因此，$F(n)$ 通常是一个单调增函数。这种关系体现了语音信号中随机噪声的变化趋势。

3.3　经典分类器

SVM 是一种二分类、有监督的模型，它的基本模型是定义在特征空间上的间隔最大的分类器，即通过最大化类与超平面之间的空间对高维数据进行分类。与其他分类器相比，SVM 有着更强的泛化能力，避免了在分类过程中出现局部最小值影响的分类结果。

假设实验所用的二分类的数据集的形式如下：$D = \{(x_1, y_1), (x_2, y_2), \cdots, (x_p, y_p)\}$，$y_i \in \{-1, +1\}$，$p$ 为数据集中样本总数，即用于实验的健康者和帕金森病患者的语音样本总数，x_i 为样本的特征，即从健康者和帕金森病患者语音信号中提取的声学特征，$y_i = 1$ 表示正类，即帕金森病患者，$y_i = -1$ 表示负类，即健康者。如果上述的二分类数据集线性可分，那么将存在一个分类超平面可以完美地将帕金森病患者和健康者这两类数据分开，其分类模型的数学定义式为

$$\boldsymbol{w}^{\mathrm{T}} \boldsymbol{x} + b = 0 \tag{3-13}$$

其中，$\boldsymbol{w} = (w_1; w_2; \cdots; w_d)$ 为法向量，决定超平面的方向；b 为偏置值，表示超平面的截距。

数据样本空间中，其任意一点 $\boldsymbol{x}$ 与距离超平面的表达式为

$$\gamma = \frac{\left| \boldsymbol{w}^{\mathrm{T}} \boldsymbol{x} + b \right|}{\|\boldsymbol{w}\|} \tag{3-14}$$

理想状态下，存在的超平面会将数据集中所有的帕金森病患者数据和健康者数据分开，此时需要满足的条件如下：

$$y_i \left(\boldsymbol{w}^{\mathrm{T}} \boldsymbol{x}_i + b \right) \geqslant 1 \tag{3-15}$$

如图 3-1 所示，图中的分类超平面便将数据集中的两类数据全部分开。图中距离超平面 γ 最近的点统称为支持向量，两个不同类别的支持向量与分类超平面的距离定义为"间隔"，图中的两个不同类别的支持向量到分类超平面的间隔为

$$\gamma = \frac{2}{\|\boldsymbol{w}\|} \qquad (3\text{-}16)$$

在实际情况中，会得到多组的 $\boldsymbol{w}$ 和 b 可以将数据集中的两类样本分开，而最优的分类参数 $\boldsymbol{w}$ 和 b 需要满足的条件为使分类间隔 γ 最大，最大间隔的计算公式满足：

$$\max_{\boldsymbol{w},b} \frac{1}{2}\|\boldsymbol{w}\|^2 \quad \text{s.t.} y_i\left(\boldsymbol{w}^{\mathrm{T}}\boldsymbol{x}_i + b\right) \geqslant 1, \; i = 1, 2, \cdots, m \qquad (3\text{-}17)$$

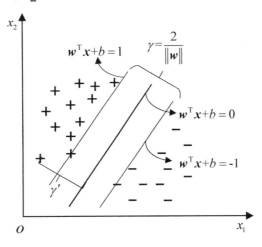

图 3-1 支持向量机与间隔

在高维的数据中，便引入了核函数来表示高维向量的内积，常用的核函数有线性核、多项式核、高斯核、拉普拉斯核、Sigmoid 核，其表达式和各项参数的含义如表 3-3 所示。

表 3-3 常用的核函数

名称	表达式	参数
线性核	$k\left(\boldsymbol{x}_i, \boldsymbol{x}_j\right) = \boldsymbol{x}_i^{\mathrm{T}}\boldsymbol{x}_j$	—
多项式核	$k\left(\boldsymbol{x}_i, \boldsymbol{x}_j\right) = \left(\boldsymbol{x}_i^{\mathrm{T}}\boldsymbol{x}_j\right)^d$	$d \geqslant 1$ 为多项式的次数
高斯核	$k\left(\boldsymbol{x}_i, \boldsymbol{x}_j\right) = \exp\left(-\dfrac{\|\boldsymbol{x}_i - \boldsymbol{x}_j\|^2}{2\sigma^2}\right)$	$\sigma > 0$ 为高斯核的带宽
拉普拉斯核	$k\left(\boldsymbol{x}_i, \boldsymbol{x}_j\right) = \exp\left(-\dfrac{\|\boldsymbol{x}_i - \boldsymbol{x}_j\|}{\sigma}\right)$	$\sigma > 0$
Sigmoid 核	$k\left(\boldsymbol{x}_i, \boldsymbol{x}_j\right) = \tanh\left(\beta\boldsymbol{x}_i^{\mathrm{T}}\boldsymbol{x}_j + \theta\right)$	$\tanh$ 为双曲正切函数，$\beta > 0$，$\theta < 0$

在帕金森病语音诊断的研究中，SVM 及其变体形式一直被广泛使用。Aich 等人使用高斯核的 SVM 识别遗传算法得到帕金森病特征子集，分类准确率达到 97.57%；Parisi 等人将多层感知机的权重用于特征选择，将特征子集送入拉格朗日支持向量机（Lagrangian Support Vector Machine，LSVM），识别帕金森病患者的分类准确率达到 100%；Haq 等人使用了 L1 范数的 SVM 进行适当、高度相关的特征选择，分类准确率达到 99%；Karapinar 等人在研究中使用了特征递归消除的 SVM，其分类性能优于分类与回归树（Classification and

Regression Trees，CRT)、人工神经网络（Artificial Neural Networks，ANN）等方法，分类准确率达到 93.84%；Peng 等人提出了一种名为 N2A-SVM 的帕金森病基因预测方法，该方法的 AUROC 得分最高为 0.7289；Elshewey 等人提出了一种贝叶斯优化的 SVM 模型，其性能高于贝叶斯优化的随机森林（Random Forest，RF）、逻辑回归（Logistic Regression，LR）、朴素贝叶斯（Naive Bayes，NB）、岭分类器（Ridge Classifier，RC）和决策树（Decision Tree，DT）；Lahmiri 等人评估了机器学习技术在基于发音困难症状的帕金森病患者诊断方面的性能，t 检验的结果显示 SVM 在性能上优于线性判断分析（Linear Discriminant Analysis，LDA）、KNN、NB、回归树（Regression Trees，RT）、径向基函数神经网络（Radial Basis Function Neural Networks，RBFNN）。研究表明，SVM 分类器在帕金森病识别领域有良好的性能表现。

RF 算法是通过构建多棵决策树，在每棵树上都对数据样本进行训练、预测分类，最后采用"投票"方式得到最终分类结果的一种分类算法。RF 算法在构建决策树时，很好地利用了"随机"的思想，第一，采用有放回抽取数据样本的方法，构建多棵决策树，保证了所使用数据样本的随机性；第二，在选择数据样本的特征时，通过随机抽取的方式，选择数据样本中的部分特征构建决策树，保证了特征选择的随机性。这样通过随机选择数据样本、随机选择数据特征的方法形成的多棵决策树之间并没有关联性。在测试集对数据进行预测时，每棵树都会得到一个结果，最后通过投票的方式得到最终的结果。RF 算法的分类过程降低了分类的方差，提高了模型系统的稳定性，使分类结果更加可靠、准确。

图 3-2 所示为 RF 分类器的分类原理，该过程包括的具体步骤如下。

步骤一：通过 Bootstrap 采样方式，生成 R 个训练集。

步骤二：对每个训练集，构造一棵决策树，R 棵决策树组成了 RF。

步骤三：在测试集上进行预测。通过统计每棵决策树的分类结果，采用"投票"法得出最终的预测结果。

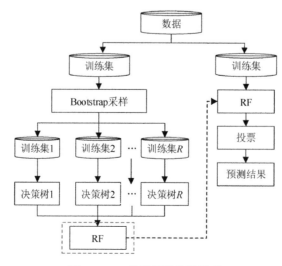

图 3-2　RF 分类器的分类原理

KNN 是一种简单的划分式聚类算法。KNN 通过为未标记的数据分配最相似的标签来对其进行分类，这取决于待测量数据周围相邻数据的类别。KNN 的思想较容易理解，首先计算待测样本与样本空间中所有数据点之间的距离，然后确定与之最相邻的 k 个数据的类别，该待测样本的类别为 k 个数据中占比最大的类别。KNN 的距离度量方法有多种，比较常用的距离度量方法有欧氏距离、曼哈顿距离、切比雪夫距离、闵可夫斯基距离和马氏距离等。KNN 在帕金森病的诊断研究中被广泛使用，其计算复杂度低且性能较好。Yaman 等人使用应用统计池法增加特征数量，并用 Relief 从中选取加权最多的特征送入 KNN 中，取得了 91.23%的分类准确率；Soumaya 等人使用 KNN 对基于小波变换的梅尔频率倒谱系数进行分类，当使用 73%的数据量训练时，KNN 的最高分类准确率为 98.68%，且高于 SVM；Demir 等人开发了一种基于包装的二进制改进灰狼优化算法（Binary Improved Grey Wolf Optimizer，BIGWO），利用自适应 KNN 对原始 KNN 中的邻居数量进行优化，其帕金森病诊断的最高分类准确率为 98.75%；Karapinar 等人提出了一种多级特征选择方法，利用卡方算法和 L1 范数 SVM 选出两个特征集进行组合，通过 Relief 算法从中选择不同特征，使用贝叶斯优化的 KNN 来进行分类诊断，最高分类准确率为 95.4%；Chawla 等人提出一种柔性分析小波变化从脑电信号诊断帕金森病的方法，该方法将脑电信号分解为五个子带并计算熵参数，使用 KNN 对特征集进行分类，在两个数据集上的最高分类准确率分别为 99%和 95.85%，结果均要高于 SVM、RF、径向基函数（Radial Basis Functions，RBF）和逻辑回归。张涛等人提出了一种基于时频混合域的帕金森病诊断方法，使用 KNN 对所提取的梯度统计特征进行分类，能达到 97.27%的分类准确率。

除此之外，逻辑回归（Logistic Regression，LR）分类器与多层感知机（Multi-Layer Perception，MLP）分类器也可用于帕金森病诊断测试。LR 分类器基于线性回归的思想，决策边界为线性方程。LR 分类器使用 logistic 函数将因变量 y 的值压缩到(0, 1)区间内，通过划分阈值来实现对事物的分类。其中 y 的值表示发生某件事的概率。MLP 分类器是一种前向结构的人工神经网络，包含输入层、输出层及多个隐藏层，其相邻层之间具有完全连接的神经元节点。除输入节点外，每个节点都是一个具有非线性激活函数的神经元。

3.4 交叉验证方法

为了测试帕金森病分类器的泛化误差及分类器对新样本的判别能力，常用 k 折交叉验证和留一对象法（Leave One Subject Out，LOSO）进行交叉验证实验。

k 折交叉验证是评估分类器性能最常用的评估量。在 k 折交叉验证方法中，数据集被随机划分为 k 个大小相同的互斥子集，用公式表示为

$$D = D_1 \bigcup D_2 \bigcup \cdots \bigcup D_k, \ D_i \bigcap D_j = \varnothing \left(i \neq j \right) \tag{3-18}$$

式中，D 表示整个数据集；$D_1, D_2, \cdots, D_k$ 表示通过划分得到的 k 个互斥子集。在分类时，使

用数据集中 $k-1$ 份数据训练分类模型，剩余的 1 份数据作为测试集用于测试并分类，通过遍历所有的样本作为测试集进而完成 k 折交叉验证，整个交叉验证过程总共可以得到 k 次训练预测结果。所以，由式（3-18）和交叉验证的遍历过程可知，k 折交叉验证得到的最终结果是 k 个所求分类性能指标的平均值，用公式表示为

$$\varPhi_{k\text{-cv}} = \frac{1}{k}\sum_{i=1}^{k}\varPhi_i \tag{3-19}$$

式中，$\varPhi_{k\text{-cv}}$ 表示通过 k 折交叉验证得到的性能指标的最终分类结果；$\varPhi_i$ 表示每次交叉验证得到的预测结果；k 表示整个数据集通过划分得到的互斥子集的个数，也是交叉验证过程所遍历的次数。由上述介绍可知，k 折交叉验证通过循环遍历的方式达到了扩充数据集的目的，减少了因为数据集样本量少而带来的偏差，保证了在数据量较少的情况下获取可靠的分类准确率，确保实验的可信度。

LOSO 是在一个受试者有多个数据样本时最常用的交叉验证方法。在 LOSO 中，根据数据集中受试者的人数对训练集和测试集进行划分。具体划分方法是留下数据集中的一个受试者的所有数据作为测试集，其他人的数据作为训练集，通过遍历所有受试者的样本作为测试集，进而完成 LOSO 交叉实验，最终得到的各项分类指标也是多组测试结果的平均值，用公式表示为

$$\varPhi_{\text{LOSO}} = \frac{1}{p}\sum_{i=1}^{p}\varPhi_i \tag{3-20}$$

式中，$\varPhi_{\text{LOSO}}$ 表示使用留一对象法所得到的分类性能指标的最终结果；$\varPhi_i$ 表示在每个测试集上的预测结果；p 表示数据集中受试者的人数，也是交叉验证过程所遍历的次数。由于留一对象法在分类时，测试集中受试者的所有数据样本并没有在训练集中出现过，避免了由于训练集中受试者的身份信息等混淆因子导致预测得到高准确率的风险，同样保证了实验结果的可信度和可靠性。LOSO 验证每次的测试集为一个确定标签的对象，因此混淆矩阵中存在无意义的行/列，故 LOSO 验证结果的计算方式是混淆矩阵对应位置的值相加的结果，因此无标准差。

3.5 评价指标

实验中使用准确率（Acc）、灵敏度（Sen）、特异性（Spe）、精确率（Pre）、F1 分数（F1）及受试者工作特征曲线（Receiver Operating Characteristic Curve，ROC）指标来评价帕金森病患者和健康者之间的验证性能。各项指标可表示为

$$\text{Acc} = \frac{\text{TP} + \text{TN}}{\text{TP} + \text{TN} + \text{FP} + \text{FN}} \tag{3-21}$$

$$\text{Sen} = \frac{\text{TP}}{\text{TP} + \text{FN}} \tag{3-22}$$

$$\text{Spe} = \frac{\text{TN}}{\text{TN} + \text{FP}} \tag{3-23}$$

$$\text{Pre} = \frac{\text{TP}}{\text{TP} + \text{FP}} \tag{3-24}$$

$$\text{F1} = 2 \times \frac{(\text{Pre} \cdot \text{Sen})}{\text{Pre} + \text{Sen}} \tag{3-25}$$

式中，真阳性数（True Positive，TP）表示帕金森病患者被正确分类为帕金森病患者的数量；真阴性数（True Negative，TN）表示健康者被正确分类为健康者的数量；假阳性数（False Positive，FP）表示健康者被错误分类为帕金森病患者的数量；假阴性数（False Negative，FN）表示帕金森病患者被错误分类为健康者的数量。

表 3-4 中总结了式（3-21）～式（3-25）所表示的五个评价指标的物理意义及评价风险能力，具体如下。

表 3-4　评价指标的物理意义及评价风险能力

指标名称	物理意义	评价风险能力
准确率（Acc）	所有被正确分类样本的比例	分类模型能够准确地预测帕金森病患者和健康者的类标签
精确率（Pre）	在所有被判别为帕金森病患者的结果中，真正为帕金森病患者样本所占的比例	判断模型性能的精确性
灵敏度（Sen）	分类器预测为帕金森病患者的样本占实际正例样本数量的比例	描述了分类器对帕金森病患者类别的敏感程度
特异性（Spe）	在所有实际的健康样本中，被正确预测为健康者的样本数量所占的比例	反映了模型对健康者的识别能力
F1 分数（F1）	精确率和召回率的加权调和平均值	对分类的综合评价指标

ROC 是二值分类器在阈值变化时的假阳性率（FPR）与真阳性率（TPR）的曲线图。其中，$\text{FPR} = \frac{\text{FP}}{\text{TN} + \text{FP}}$，$\text{TPR} = \text{Sen} = \frac{\text{TP}}{\text{TP} + \text{FN}}$，ROC 上的每个点反映了对相同信号刺激的敏感性。ROC 下的面积称为曲线下面积（Area Under Curve，AUC）。

3.6　本章小结

本章介绍了帕金森病构音障碍领域的两个数据集、经典的声学特征、经典的分类器及实验中采用的交叉验证方法和评价指标，这些内容是本书后续章节中实验的基础性描述。

第三篇

变换域分析

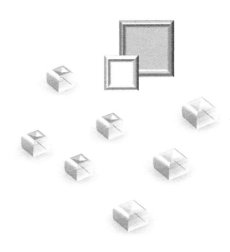

第 4 章

基于 EMD-EDF 的帕金森病构音障碍研究

4.1 引言

    帕金森病构音障碍诊断的目的是通过提取语音信号的特征对帕金森病患者和健康者的语音信号进行分类，所提取的语音信号特征的质量直接影响分类准确率。在语音信号特征提取的研究领域，研究人员通过提取语音信号的传统声学特征用于帕金森病诊断，但是由于传统声学特征多为指标的平均数、方差等统计特征，这些并不能表示出语音信号的细节特征，导致了分类准确率低的情况；而基于深度学习特征的帕金森病构音障碍诊断分类研究，虽然在分类时得到了较高的分类准确率，但深度学习特征的可解释性和可靠性又限制了其在医学诊断的应用。

    近年来，越来越多的研究表明，语谱图清晰地刻画出了语音信号时域与频域的关系，反映了语音信号频谱随时间变化的特性，其包含了大量的语音信号特征信息。通过提取语谱图中潜在的语音信号特征信息用于对帕金森病构音障碍诊断是一种新的研究思路。

    因此，本章结合语谱图的优点，将 EMD 信号分解技术和语音信号的语谱图相结合，提出了基于经验模态分解的能量方向特征（Energy Direction Features Based On Empirical Mode，EMD-EDF）的帕金森病构音障碍的研究方法，其框架图如图 4-1 所示。由图 4-1 可知，本章所提出的基于 EMD-EDF 的帕金森病语音诊断研究算法主要包括信号分解、特征提取、特征降维和分类四个阶段。四个阶段的具体过程如下：首先，对原始语音信号进行分解，即将数据集中的非平稳语音信号通过 EMD 信号分解方法分解为不同阶的平稳性的分量，分别记为 IMF1，IMF2，$\cdots$，IMFN；然后，对语音信号的特征进行提取，通过计算每个 IMF 分量的能量谱及能量谱在各个方向的能量变化率得到能量方向特征，这样每个语音信号就会得到 N 组的能量方向特征，分别记为 IMF1-EDFs，IMF2-EDFs，$\cdots$，IMFN-EDFs；其次，对特征进行降维，利用 PCA 降维技术对提取到的特征降维，降维后的特征分别记为 IMF1-EDF，IMF2-EDF，$\cdots$，IMFN-EDF，并初步分析分类准确率最高时特征集的特征维度；最后，将得到的最优特征送入不同的分类器，并使用不同的交叉验证方法进行实验，实现基于 EMD 的能量方向特征的帕金森病构音障碍诊断，达到通过使用语音信号区分帕金森病患者和健康者的目的。

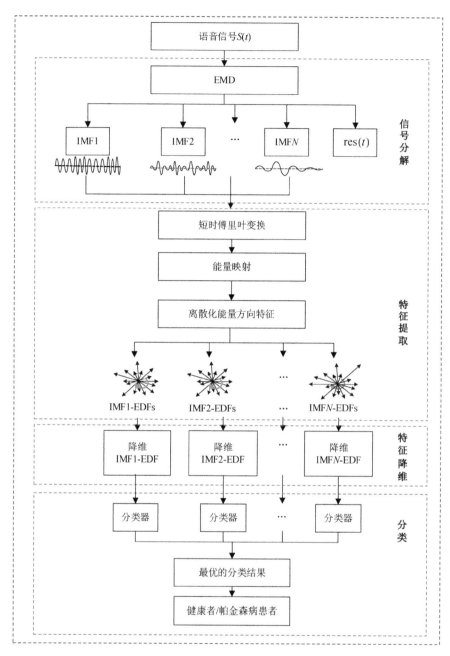

图 4-1　基于 EMD-EDF 的帕金森病构音障碍研究框架图

4.2　EMD 语音信号分解

4.2.1　EMD 语音信号的分解原理

EMD 是一种将非平稳信号分解成一系列模态函数的方法，由黄锷等人于 1988 年提出，它已被广泛应用于包括语音信号处理在内的各个领域。该方法可以将非平稳的信号分解为有限个本征模函数和一个残余分量信号，通过提取不同 IMF 信号中的能量方向特征对帕金森病语音信号进行诊断，找到对诊断有用的潜在信息，达到对帕金森病诊断的目的。

本章采用 EMD 方法将语音信号分解的过程可用以下公式表示：

$$S(t) = \sum_{i=1}^{N'} c_i(t) + \text{res}(t) \tag{4-1}$$

式中，$c_i(t)$ 表示分解得到的第 i 个本征模函数 IMF；$\text{res}(t)$ 表示得到的残余分量；N' 表示 IMF 的总个数。其中，IMF 需要满足以下两个条件。

条件 1：在整个语音信号数据段的时间范围内，语音信号的极大值点和极小值点的总个数与过零点的个数必须相等或相差个数最多不能超过一个。

条件 2：在整个语音信号数据段的任一时刻 t，由局部极大值点绘制形成的上包络线和由局部极小值点绘制成的下包络线的平均值为零，即上、下包络线关于时间轴局部对称。

EMD 提取 IMF 信号的分解算法的具体过程如下。

输入：语音信号 $S(t)$。

输出：有限个本征模函数 IMF，记为 $c_i(t)$；一个残余分量，记为 $\text{res}(t)$。

Step1：找出待分解的原始语音信号 $S(t)$ 的所有局部极大值点和所有局部极小值点。

Step2：采用三次样条插值法绘制出原始语音信号 $S(t)$ 的上包络线，记为 $E_u(t)$。采用相同的方法绘制出原始语音信号 $S(t)$ 的下包络线，记为 $E_l(t)$。

Step3：计算上、下包络线的均值，均值记为 $m(t)$，$m(t) = \left[E_u(t) + E_l(t) \right] / 2$。

Step4：让原始语音信号 $S(t)$ 减去 Step3 计算得到的均值 $m(t)$，得到新信号，记为 $d(t)$，$d(t) = S(t) - m(t)$。

Step5：如果 $d(t)$ 满足 IMF 的两个条件，则令 $c_i(t) = d(t)$，否则，$d(t)$ 将作为原始信号重复 Step1～Step5。

Step6：计算 $S(t) = S(t) - c_i(t)$。

Step7：判断 $S(t)$ 的单调性。如果 $S(t)$ 是一个单调函数，那么 $\text{res}(t) = S(t)$ 且算法停止；否则，$S(t)$ 将作为原始信号继续执行 Step1～Step6 的操作。

利用上述的 EMD 提取语音信号 IMF 分量的算法，分别提取了男性健康者的语音信号 "a" 和帕金森病患者的语音信号 "a" 的分解，如图 4-2 所示。从中可以看出，每个 IMF 信号均满足上述的两个条件，同时可以看出，健康者的语音信号和帕金森病患者的语音信号经过分解后，其在不同阶的 IMF 幅值、频率上存在较大区别，这也说明了从 IMF 信号中进一步提取特征的必要性。

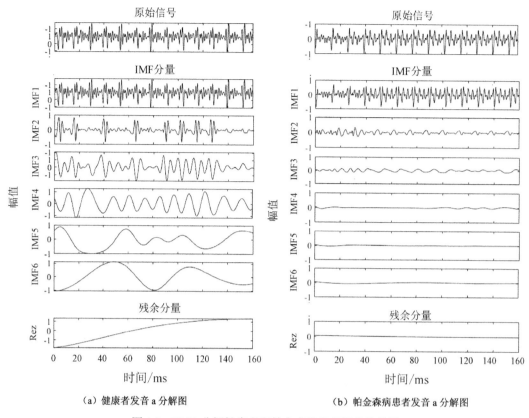

（a）健康者发音 a 分解图　　　　　（b）帕金森病患者发音 a 分解图

图 4-2　EMD 分解健康者和帕金森病患者语音信号图

4.2.2　IMF 信号分析

现有文献研究结果表明，EMD 分解帕金森病患者的语音信号所得到的 IMF 信号与帕金森病构音障碍存在着紧密联系，如不同阶的 IMF 信号的频率与共振峰的频率有关。同时，葛胜男等人指出，元音共振峰包含大量的声学特征，第一共振峰与下颌和舌的垂直位置相关，可用于调整声道的形状。第二共振峰与舌的位置相关，舌可以精细调整声道的结构。因此，本章提出通过提取不同 IMF 信号上的特征用于帕金森病构音障碍的诊断是有依据的。

以往的大多数研究都是通过提取各个 IMF 信号的均值、方差、偏度、斜度等统计特征用于表示信号特征的，虽然这些特征可以反映数据的整体趋势，但是也存在重大缺点，如平均数的计算很容易掩盖数据的差异。例如，对各个 IMF 信号求均值后，就掩盖了其携带的共振峰或基频等细节信息。因此，本节将从不同阶的 IMF 信号上提取语音信号特征，用于鉴别健康者和帕金森病患者。

4.3   基于 EMD 信号分解的能量方向特征提取方法

由 4.2.2 节对 IMF 信号分量的分析可知，由 EMD 分解技术得到的 IMF 信号中，均包含了语音信号的大量信息。基于计算不同 IMF 信号上的能量变化率的思想，本章提出了 EMD-EDF 的特征提取方法。首先利用 4.2.1 节 EMD 语音信号分解的方法，将语音信号分解成一系列 IMF 信号，然后分别提取每个 IMF 信号上的能量方向特征。

图 4-3 所示为 EMD-EDF 提取过程示意图，其提取过程如下。

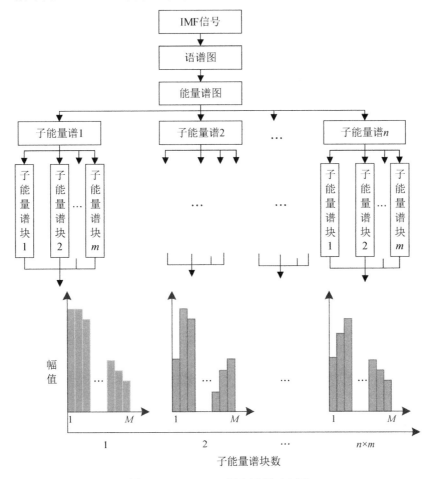

图 4-3　EMD-EDF 提取过程示意图

其主要步骤为，首先通过短时傅里叶变换得到各个 IMF 信号的语谱图，求取幅值的平方得到能量谱，然后将得到的能量谱通过划分得到子能量谱，每个 IMF 信号通过划分得到 n 个子能量谱，接着将每个子能量谱通过划分得到 m 个子能量谱块，这样每个 IMF 信号得到 $n \times m$ 个子能量谱块，通过计算每个子能量谱块的方向导数并进行离散化的操作得到能量方向特征，最后按照子能量谱块的划分顺序统计得到的能量方向特征，即可得到每个 IMF 信号的能量方向特征，记为 IMF-EDF。

4.3.1 能量谱计算

语音信号是一种典型的非平稳信号。声音是通过发声器官的振动产生的，与外界环境中声波的振动速率相比，发声器官的振动速率要远远低于声波的振动速率，因此可以假设在 10~30ms 这样的时段内，语音信号是短时平稳信号，在对语音信号分析时，将语音信号划分为这样的短时信号，便可使用短时平稳信号的分析方法对划分的语音信号提取特征。

在本节中，通过计算不同阶的 IMF 信号得到不同频率信号的时频联合表示。该过程通过短时傅里叶变换和能量映射计算得到。短时傅里叶变换的计算过程可表示为

$$\text{STFT}_{c_i}^{g}(t,f)=\int_{-\infty}^{+\infty}c_i(\tau)g(\tau-t)\text{e}^{-\text{j}2\pi f\tau}\text{d}\tau \tag{4-2}$$

式中，$c_i(\tau)$ 表示每个 IMF 信号；$\text{STFT}_{c_i}^{g}(t,f)$ 表示经过傅里叶变换得到的 $c_i(\tau)$ 的时间频率函数；$g(\tau-t)$ 表示窗函数，其目的是防止频谱泄露。

根据能量谱和短时傅里叶变换的关系，计算其能量谱，计算公式为

$$P_{c_i}(t,f)=\left|\text{STFT}_{c_i}^{g}(t,f)\right|^2 \tag{4-3}$$

式中，P_{c_i} 表示信号 c_i 的能量谱。

通过上述变换后，可以得到不同阶的 IMF 信号的时频联合表示。能量谱综合了信号的时域信息和频域信息，包含了大量的语音信号的信息。

4.3.2 能量谱的划分

如图 4-4 所示，本节提出的能量谱的划分主要分为两个步骤：子能量谱的划分和子能量谱块的划分。

步骤 1：划分子能量谱。将整个 IMF 信号的能量谱划分为多个子能量谱，计算方法如下：

$$n=\lceil T/t_w\rceil\times\lceil F/f_w\rceil \tag{4-4}$$

式中，n 表示通过划分得到的子能量谱的个数；T 表示能量谱时间轴上的时间最大值；F 表示能量谱频率轴上的频率最大值；t_w 表示子能量谱的时间长度；f_w 表示子能量谱的频率长度。

经过划分后，得到的 n 个子能量谱用公式表示为

$$P(t,f)=\{P_1(t,f),P_2(t,f),\cdots,P_n(t,f)\} \tag{4-5}$$

式中，$P_i(t,f)$ 表示第 i 个子能量谱。

步骤 2：将子能量谱划分为子能量谱块。该过程通过式（4-6）计算得到。

$$m = \lceil t_w / t_{\text{sub}} \rceil \times \lceil f_w / f_{\text{sub}} \rceil \tag{4-6}$$

式中，m 表示子能量谱块的个数；t_w 表示子能量谱的时间长度；f_w 表示子能量谱的频率长度；t_{sub} 表示子能量谱块的时间长度；f_{sub} 表示子能量谱块的频率长度。

最终，每个能量谱得到 $m \times n$ 个子能量谱块，表示为

$$P_n(t,f) = \left\{ P_{n(1)}(t,f), P_{n(2)}(t,f), \cdots, P_{n(m)}(t,f) \right\} \tag{4-7}$$

综上，由式（4-4）～式（4-7）可知，每个 IMF 信号通过计算可以得到 $m \times n$ 个子能量谱块。

4.3.3　子能量谱块的方向导数计算

将能量谱划分后，提取每个子能谱块中心能量值的方向导数（Dir_Der），计算过程如下：

$$\cos\alpha = \frac{\Delta t}{\sqrt{\Delta t^2 + \Delta f^2}} \tag{4-8}$$

$$\cos\beta = \frac{\Delta f}{\sqrt{\Delta t^2 + \Delta f^2}} \tag{4-9}$$

式中，Δt 表示时间变化量；Δf 表示频率变化量；$\cos\alpha$ 和 $\cos\beta$ 分别表示与 Δt 和 Δf 相关的余弦值。

以 $P_{n(m)}(t_{\text{cen}}, f_{\text{cen}})$ 为中心值的子能量谱块的方向导数的计算公式为

$$\mathrm{Dir\_Der}(P_{n(m)}(t,f)) = \frac{\partial P_{n(m)}(t_{\text{cen}}, f_{\text{cen}})}{\partial l(\cos\alpha, \cos\beta)} \tag{4-10}$$

式中，$P_{n(m)}(t_{\text{cen}}, f_{\text{cen}})$ 表示子能量谱块的中心值；l 表示所求 $P_{n(m)}(t_{\text{cen}}, f_{\text{cen}})$ 点方向导数的方向，即时频联合方向。

式（4-10）的详细计算过程如下：

$$\mathrm{Dir\_Der}\left(P_{n(m)}(t,f)\right) = \frac{\partial P_{n(m)}(t_{\text{cen}}, f_{\text{cen}})}{\partial t}\cos\varphi + \frac{\partial P_{n(m)}(t_{\text{cen}}, f_{\text{cen}})}{\partial f}\sin\varphi, 0 \leqslant \varphi < 2\pi \tag{4-11}$$

$$\frac{\partial P_{n(m)}(t_{\text{cen}}, f_{\text{cen}})}{\partial t} = \lim_{\Delta t \to 0} \frac{P_{n(m)}(t_{\text{cen}} + \Delta t, f_{\text{cen}})}{\Delta t} \tag{4-12}$$

$$\frac{\partial P_{n(m)}(t_{\text{cen}}, f_{\text{cen}})}{\partial f} = \lim_{\Delta f \to 0} \frac{P_{n(m)}(t_{\text{cen}}, f_{\text{cen}} + \Delta f)}{\Delta f} \tag{4-13}$$

式中，角度 φ 值由时间的变化值 Δt 和时频变化值 $\sqrt{\Delta t^2 + \Delta f^2}$ 共同决定。

式（4-12）和式（4-13）中的 Δt 和 Δf 的计算过程分别可表示为

$$\Delta t = t_{\text{bou}} - t_{\text{cen}} \tag{4-14}$$

$$\Delta f = f_{\text{bou}} - f_{\text{cen}} \tag{4-15}$$

式中，t_{bou} 和 t_{cen} 分别表示子能量谱块的时间边界值和时间中心值；f_{bou} 和 f_{cen} 分别表示子能量谱块的频率边界值和频率中心值。

4.3.4　角度离散化

将角度 φ 平均分成 M 个角度区间，计算每个区间下方向导数的大小，得到子能量谱块的特征。特征离散化过程示意图如图 4-4 所示。图 4-4（a）所示为健康者发音的方向导数离散化过程，图 4-4（b）所示为帕金森病患者发音的方向导数离散化过程。

图 4-3 和图 4-4 中的 M 具有相同的含义，即每个子能量谱块可以提取 M 个特征。

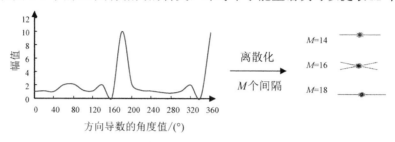

（a）健康者发音的方向导数离散化过程

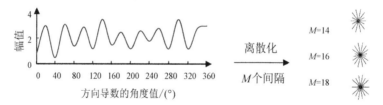

（b）帕金森病患者发音的方向导数离散化过程

图 4-4　特征离散化过程示意图

上述特征离散化过程用数学公式表示为

$$\text{Dis}\left(\text{Dir\_Der}(P_{n(m)}(t,f))\right)=\text{Dis}\left(\frac{\partial P_{n(m)}(t_{\text{cen}},f_{\text{cen}})}{\partial l(\cos\alpha,\cos\beta)}\right) \tag{4-16}$$

最后，将各子能量谱块的特征级联得到 IMF 的能量方向特征，可表示为

$$\text{IMF-EDFs}=\left\{\text{Dis}\left(\text{Dir\_Der}\left(P_{1(1)}(t,f)\right)\right),\cdots,\text{Dis}\left(\text{Dir\_Der}\left(P_{n(m)}(t,f)\right)\right)\right\} \tag{4-17}$$

式中，IMF-EDFs 表示每个 IMF 信号得到的能量方向特征。

因为每个语音信号经过 EMD 分解后都会得到多个 IMF 分量信号，利用上述方法提取每个 IMF 分量信号的能量方向特征，则每个语音信号都会得到多组特征信息，分别将在不同 IMF 分量信号上提取到的特征记为 IMF1-EDFs，IMF2-EDFs，$\cdots$，IMFN-EDFs。

4.4　特征降维

由于本章所提取的能量方向特征的维度较大，故对得到的特征进行降维处理。PCA 是信号处理中最常用的对高维数据降维的数据分析方法，通过线性变换将原始高维数据变换为一组各维度线性无关的数据，可以提取到数据的主要特征分量。因此，本章通过使用 PCA 降维，找到各组特征分类准确率最高时的特征维度。用公式表示为

$$\text{IMF-EDF} = \text{PCA}\left\{ \text{Dis}\left(\text{Dir\_Der}\left(P_{1(1)}(t,f) \right) \right), \cdots, \text{Dis}\left(\text{Dir\_Der}\left(P_{n(m)}(t,f) \right) \right) \right\} \quad (4\text{-}18)$$

式中，IMF-EDF 表示经过降维处理操作后，得到的每个 IMF 分量信号的能量方向特征。

为了观察 PCA 降维技术对分类准确率的影响，图 4-5 和图 4-6 分别绘制了在数据集 Dataset-Sakar 和 Dataset-CPPDD 上，IMF1-EDF～IMF6-EDF 特征信息量百分比（特征维度）与分类准确率的关系图。实验参数设置为 20% 的数据作为测试集，80% 的数据作为训练集，使用 SVM 分类器分类。由图 4-5 和图 4-6 可知，在两个数据集上，分类准确率的高低与特征维度的大小并没有直接的关系。但是经过分析可知，经过特征降维后，有以下两个好处：一是特征维度降低有利于防止过拟合现象的发生；二是特征维度降低减少了计算机存储特征数据所用的空间，同时降低了分类器分类时的复杂度。

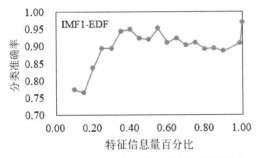

（a）IMF1-EDF 分类准确率与特征信息量百分比关系

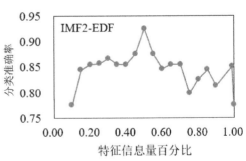

（b）IMF2-EDF 分类准确率与特征信息量百分比关系

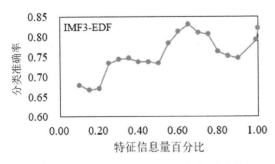

（c）IMF3-EDF 分类准确率与特征信息量百分比关系

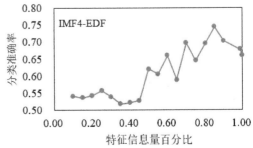

（d）IMF4-EDF 分类准确率与特征信息量百分比关系

图 4-5　IMF-EDF 特征信息量百分比与分类准确率在 Dataset-Sakar 上的关系图

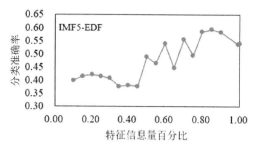

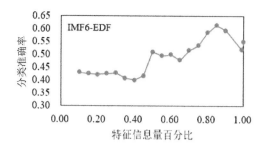

（e）IMF5-EDF 分类准确率与特征信息量百分比关系　　（f）IMF6-EDF 分类准确率与特征信息量百分比关系

图 4-5　IMF-EDF 特征信息量百分比与分类准确率在 Dataset-Sakar 上的关系图（续）

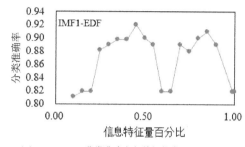

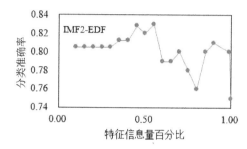

（a）IMF1-EDF 分类准确率与特征信息量百分比关系　　（b）IMF2-EDF 分类准确率与特征信息量百分比关系

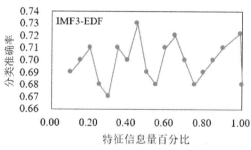

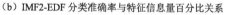
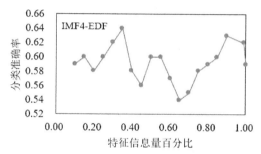

（c）IMF3-EDF 分类准确率与特征信息量百分比关系　　（d）IMF4-EDF 分类准确率与特征信息量百分比关系

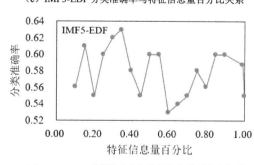

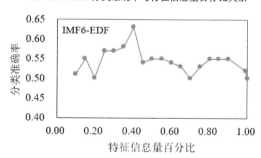

（e）IMF5-EDF 分类准确率与特征信息量百分比关系　　（f）IMF6-EDF 分类准确率与特征信息量百分比关系

图 4-6　IMF-EDF 特征信息量百分比与分类准确率在 Dataset-CPPDD 上的关系图

　　观察上述的分类准确率和特征信息量百分比的关系图可知，本章所提取的 IMF-EDF 在不同特征维度下的分类准确率是不同的。为了找到最佳的分类特征，表 4-1 和表 4-2 分别记录了图 4-5 和图 4-6 中分类准确率最高时的特征名称、所占信息量比例、维度大小和分类准确率。

表 4-1　图 4-6 在分类准确率最高时的各项数据记录

数据集	特征名称	所占信息量百分比	维度大小	分类准确率
Dataset-Sakar	IMF1-EDF	0.55	55	96.15%
	IMF2-EDF	0.50	51	91.76%
	IMF3-EDF	0.65	18	82.97%
	IMF4-EDF	0.85	15	74.18%
	IMF5-EDF	0.85	23	58.79%
	IMF6-EDF	0.85	13	60.99%

表 4-2　图 4-7 在分类准确率最高时的各项数据记录

数据集	特征名称	所占信息量百分比	维度大小	分类准确率
Dataset-CPPDD	IMF1-EDF	0.45	23	91.99%
	IMF2-EDF	0.55	28	82.99%
	IMF3-EDF	0.45	32	73.02%
	IMF4-EDF	0.34	26	64.02%
	IMF5-EDF	0.35	40	63.04%
	IMF6-EDF	0.40	18	61.98%

根据表 4-1 和表 4-2 的统计可知，在 Dataset-Sakar 和 Dataset-CPPDD 上，基于 IMF1-EDF 的分类实验都得到了最高的分类准确率，因此，本章保留了在两个数据集上，IMF1-EDF 的最优维度及其对应的特征，用于本章最终的分类实验。

4.5　实验设置和实验结果与分析

4.5.1　实验设置

本章实验的参数设置如下。在进行子能量谱和子能量谱块划分时，n=9，m=4，在角度的离散化过程中，M=18，并使用 IMF1-EDF，根据 4.4 节所得到的分类最优特征维度参数进行设置。在实验中，分别采用了留一对象法（LOSO）和 5 折交叉验证法两种验证方法，分类器使用 SVM 和 RF。SVM 的分类模型与使用的核函数和超参数的设置有关。为了对数据进行高维映射，同时避免因为映射的维度过高而导致泛化能力降低，出现过拟合，本节选用了线性核函数进行实验，同时设置超参数如下：C={0.001, 0.01, 0.1, 1, 10, 100}，gamma={0.001, 0.01, 0.1, 1, 10 ,100}。采用网格搜索法选择最优的超参数，最终得到的最优超参数为 C=10，gamma=0.01。

同时，为了说明本章所提取特征的有效性和先进性，在实验时，同时将本章所提取的 IMF1-EDF 与用于帕金森病构音障碍诊断的 IMFCC、EMD-DWT、传统声学特征、梯度统计特征进行实验对比。

4.5.2 实验结果与分析

表 4-3 所示为在 Dataset-Sakar 上，对 IMF1-EDF、IMFCC、EMD-DWT、传统声学特征、梯度统计特征使用 SVM 和 RF 分类器、5 折交叉验证法和留一对象法得到的实验结果。表 4-4 所示为在 Dataset-CPPDD 上，对提取的 IMF1-EDF、IMFCC、EMD-DWT、传统声学特征、梯度统计特征使用 SVM 和 RF、5 折交叉验证法和留一对象法得到的实验结果。

表 4-3　Dataset-Sakar 实验分类结果

特征	验证方法	SVM				RF			
		Acc	Pre	Spe	F1	Acc	Pre	Spe	F1
IMF1- EDF	5 折交叉	96.65%	96.60%	91.52%	95.55%	95.82%	97.90%	94.41%	94.31%
	LOSO	95.37%	95.37%	93.44%	93.73%	96.07%	96.54%	92.15%	93.88%
IMFCC	5 折交叉	94.74%	88.24%	91.00%	89.60%	93.47%	89.42%	90.89%	90.15%
	LOSO	93.55%	89.67%	89.34%	89.50%	92.57%	89.76%	88.43%	89.09%
EMD-DWT	5 折交叉	90.00%	92.85%	94.82%	93.82%	91.34%	90.23%	92.56%	91.38%
	LOSO	89.78%	91.45%	94.23%	92.82%	89.89%	92.45%	93.56%	93.00%
传统声学特征	5 折交叉	82.50%	85.00%	80.00%	82.42%	81.45%	83.35%	84.35%	83.85%
	LOSO	81.44%	85.23%	75.09%	79.84%	82.33%	84.63%	76.87%	80.56%
梯度统计特征	5 折交叉	97.27%	97.11%	97.51%	97.31%	96.89%	95.88%	94.33%	95.10%
	LOSO	97.67%	96.99%	96.37%	96.68%	95.44%	96.33%	95.56%	95.94%

表 4-4　Dataset-CPPDD 实验分类结果

特征	验证方法	SVM				RF			
		Acc	Pre	Spe	F1	Acc	Pre	Spe	F1
IMF1-EDF	5 折交叉	96.22%	96.77%	93.41%	95.06%	94.71%	94.06%	95.04%	94.52%
	LOSO	95.36%	96.57%	94.26%	95.40%	95.87%	94.77%	93.98%	94.37%
IMFCC	5 折交叉	82.89%	80.66%	86.47%	83.46%	81.44%	82.34%	84.33%	83.32%
	LOSO	81.23%	83.45%	86.45%	84.92%	80.22%	83.45%	83.56%	83.50%
EMD-DWT	5 折交叉	90.56%	91.34%	93.23%	92.28%	92.55%	92.67%	93.38%	93.02%
	LOSO	89.45%	90.36%	92.39%	91.36%	90.27%	90.33%	91.55%	90.94%
传统声学特征	5 折交叉	80.50%	83.50%	81.30%	82.39%	80.78%	81.23%	82.00%	81.61%
	LOSO	81.44%	83.45%	77.08%	80.14%	81.34%	82.44%	81.59%	82.01%
梯度统计特征	5 折交叉	90.81%	92.28%	89.45%	90.84%	91.55%	92.77%	90.45%	91.60%
	LOSO	91.14%	92.78%	90.45%	91.60%	90.14%	92.78%	90.00%	91.37%

就本章所提取的 IMF-EDF 来说，由表 4-1 和表 4-2 可知，在不同阶的 IMF 分量信号上提取能量方向特征进行分类时，其分类准确率随着 IMF 分量信号阶数的增加而降低，说明在低阶的 IMF 分量信号上提取能量方向特征能更准确地区分帕金森病患者和健康者。由 4.2.2 节对 IMF 分量信号的分析可知，低阶的 IMF 分量信号上携带有发音者的多个共振峰信息，共振峰又包含了发音者发音器官的多项信息，因此可以认为，本章所提取的特征包含了发音者发声器官在内的多种信息。结合能量方向特征的物理意义分析，能量方向特征

提取的是语音能量的变化率，代表了发音时发音者对发音的控制能力，也就是对发音器官在发音时的协调能力。利用 IMF-EDF 得到了较高的分类准确率，这也说明了帕金森病患者和健康者对发音的控制力是存在差别的。这与 Karan 等人提到帕金森病会影响患者用于发声的系统，如面部、嘴部、喉部和声带的肌肉的结论一致，同时与 Zou 等人提到的帕金森病会影响患者用于发音的器官的运动，导致语音清晰度和语音质量下降的结论一致。从而验证了本章方法的有效性。

同时，通过对比在 Dataset-Sakar 和 Dataset-CPPDD 两个数据集上的分类准确率可发现，在 Dataset-Sakar 上的分类准确率要略高于 Dataset-CPPDD 上的分类准确率，本章分析导致这种结果的原因是 Dataset-Sakar 为土耳其人发音，而 Dataset-CPPDD 为中国人发音，两国人发音习惯的不同导致了在发音时使用的发音器官的力度不同，因此二者在分类准确率上存在差异，这也是下一步的研究方向。为了证明所提取特征的稳定性，分别使用了 LOSO 和 5 折交叉验证法两种交叉验证方法，以及 SVM 和 RF 两种分类器，实验结果表明，在不同交叉验证方法和不同分类器下的分类准确率并没有很大的差别，这也说明了所提取特征具有稳定性和可靠性。

本节将 IMF1-EDF 与 IMFCC、EMD-DWT、传统声学特征、梯度统计特征进行了对比实验，结果如表 4-3 和表 4-4 所示，对比结果表明，Karan 等人提取的 IMFCC 特征的分类结果与 IMF1-EDF 的最优结果相当，但是 IMFCC 仅是一系列系数，并没有阐述其包含的病理特征或语音信号的生理信息。而 Hammami 和 Sakar 等人所提的 EMD-DWT 和传统声学特征的方法的结果均低于 IMF1-EDF 的实验结果。张涛等人所使用的梯度统计特征在 Dataset-Sakar 上的实验结果高于本章所提取的 IMF1-EDF 的实验结果，但是在 Dataset-CPPDD 上，梯度统计特征的实验结果却远远差于本章所提取的 IMF1-EDF 的实验结果，这说明了梯度统计特征的实验结果发生了大范围的波动，说明了梯度统计特征的稳定性较弱。

综上所述，本章所提取的 IMF1-EDF 存在以下优点：一是分类准确率高，性能稳定；二是本章所提取的 IMF1-EDF 在物理意义上表示的是声道这一发音器官的健康与否，这对前期预防、后期针对性治疗都具有较高的参考价值。

4.6 本章小结

首先，本章通过 EMD 分解技术将语音信号分解为不同阶的 IMF 分量信号；其次，对提取的 IMF 分量信号进行分析，得出其包含语音信号的大量信息的结论；再次，从能量变化率的角度出发，提出了能量方向特征的特征提取方法，分别提取了不同阶的 IMF 分量信号上的能量方向特征；然后，通过 PCA 降维技术找到了最优的分类特征及其维度；最后，在两个数据集 Dataset-Sakar 和 Dataset-CPPDD 上进行实验验证，同时与文献提到的 IMFCC、EMD-DWT、传统声学特征和梯度统计特征进行对比，结果证明了本章所提取的 IMF-EDF 的有效性和可靠性。

第 5 章

基于 Adaptive–TQWT–EDF 的
帕金森病构音障碍研究

5.1 引言

TQWT 是一种灵活的、完全离散的小波变换，已成为分析非平稳信号的一种有用的方法。TQWT 可以将信号分解为低通子带和高通子带。与传统的离散小波变换相比，TQWT 改善了传统离散小波变换需要选定的小波基函数的限制性。健康者的语音信号由于周期性的声带振动模式而具有振荡特性，而帕金森病患者由于声带受损，因此声带的振荡模式变得扭曲。以此为出发点，本章针对 TQWT 能够将语音信号分解成不同的子带，进而提高频率分辨率的特点展开研究。但是，由于语音信号的非平稳特性，预先定义的 TQWT 分解参数会导致语音的相关信息丢失，系统性能降低。因此，根据信号的特点自动调节分解参数是至关重要的。

本章提出了一种自适应可调 Q 因子小波变换（Adaptive Tunable Q-Factor Wavelet Transform，Adaptive-TQWT），通过最小化原始语音信号与重构信号间的差值，进而寻找最佳的分解参数，利用得到的最佳分解参数将语音信号分解为子带信号，最后从子带中提取能量方向特征作为分类器的输入对帕金森病构音障碍进行诊断，并研究子带信号对帕金森病诊断的影响。基于 Adaptive-TQWT 能量方向特征的研究方法主要从信号调优与分解的角度出发，通过提取不同频率子带上的能量方向特征，进而找到帕金森病患者的语音新特征，对帕金森病患者的语音进行分类。

基于 Adaptive-TQWT 的帕金森病构音障碍诊断的框架图如图 5-1 所示。该算法主要包括四个部分：信号分解、特征提取、特征降维和分类。首先，该方法将数据集中的原始语音信号通过 Adaptive-TQWT 信号分解方法，将其分解为不同频率的子带信号，记为 Adp_Sub-1，Adp_Sub-2，…，Adp_Sub-J_{max}，然后分别提取这些分量的能量方向特征，每个语音信号就会得到 J_{max} 组的能量方向特征，记为 Adp_Sub1-EDFs，Adp_Sub2-EDFs，…，Adp-SubJ_{max}-EDFs，最后，将提取到的特征先经过 PCA 技术进行降维处理，再分别送入分类器对提取的语音信号特征进行分类，通过分类准确率找到分类效果最优的特征，实现基于 Adaptive-TQWT 能量方向特征的帕金森病构音障碍诊断。

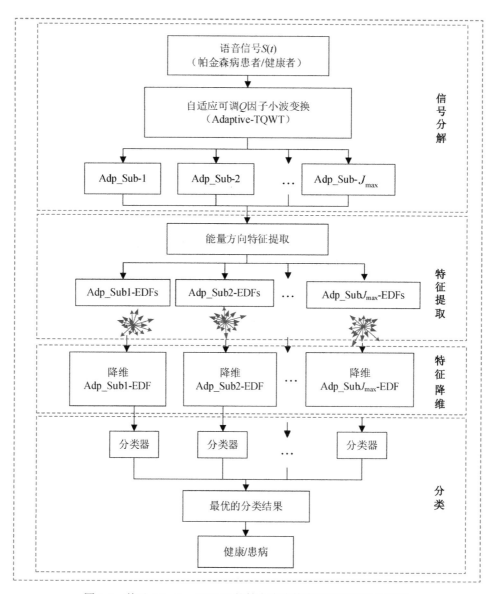

图 5-1　基于 Adaptive-TQWT 的帕金森病构音障碍诊断的框架图

TQWT 是分析非平稳信号的一种有用的方法,通过设置合适的三元参数组合 (Q,r,J) 对信号进行灵活性分解。其中 Q 代表品质因子,表示信号的中心频率和带宽的比值,可以反映振荡行为;r 代表冗余度,表示小波变换所有子带的总过采样率;J 代表分解层数,表示通过 TQWT 的双通道滤波器后,最终得到的子带的数目。

品质因子 Q 的表达式为

$$Q = \frac{f_c}{BW} \tag{5-1}$$

式中,f_c 表示待分解信号的中心频率;BW 表示信号带宽。可见,与小波变换相比,TQWT 对小波基函数的选择更加灵活,对信号的适用性更强。

TQWT 的工作原理是通过在低通滤波器通道上迭代应用双通道滤波器实现信号的分解与重构过程。J 层的 TQWT 的信号分解与重构过程如图 5-2 所示。在分解过程中，若 J 为分解的层数，那么最终将会得到 $J+1$ 个子带，其中 J 个子带来自高通滤波器的输出，1 个子带来自低通滤波器的输出。TQWT 信号重构过程为信号分解的逆过程。

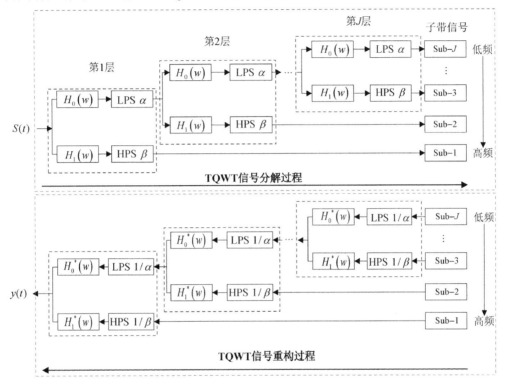

图 5-2 J 层的 TQWT 的信号分解与重构过程

如图 5-2 所示，$S(t)$ 代表原始语音信号；$y(t)$ 代表经过重构滤波器后输出的重构信号。LPS α 和 HPS β 分别为尺度参数为 α 的低通滤波器和尺度参数为 β 的高通滤波器，其物理意义分别表示增加或减少信号的采样频率。

低通滤波器的尺度参数 α 的定义式为

$$\alpha = 1 - \frac{\beta}{r} \tag{5-2}$$

高通滤波器的尺度参数 β 的定义式为

$$\beta = \frac{2}{Q+1} \tag{5-3}$$

式中，α 和 β 还需满足的条件：$0 < \alpha < 1$，$0 < \beta \leqslant 1$，$\alpha + \beta > 1$。由式（5-2）和式（5-3）可知，高、低通滤波器的尺度参数由 Q 和 r 决定。

同时，TQWT 的最大分解层数 $J_{\max}$ 的计算公式为

$$J_{\max} = \left\lfloor \frac{\log\left(\dfrac{L}{4(Q+1)}\right)}{\log\left(\dfrac{r(Q+1)}{r(Q+1)-2}\right)} \right\rfloor \tag{5-4}$$

式中，$\lfloor \bullet \rfloor$ 表示向下取整，L 表示待分解语音信号的长度，即语音信号中的采样点数。

由式（5-4）可知，当信号长度 L 确定时，信号的最大分解层数 $J_{\max}$ 由品质因子 Q 和冗余度 r 确定。由数学公式的定义可知，当式（5-4）存在、有意义时，分母非零，则 Q 和 r 的值不能同时为 1，且由 Q 的定义可知，其必为正数。因此，这里定义 Q 的取值为 $Q \geqslant 2$。

图 5-2 中，$H_0(w)$ 与 $H_1(w)$ 分别为低通滤波器和高通滤波器的频率响应，二者的定义如下：

$$H_0(w) = \begin{cases} 1 & |w| \leqslant (1-\beta)\pi \\ \theta\left(\dfrac{w+(\beta-1)\pi}{\alpha+\beta-1}\right) & (1-\beta)\pi < |w| < \alpha\pi \\ 0 & \alpha\pi \leqslant |w| < \pi \end{cases} \tag{5-5}$$

$$H_1(w) = \begin{cases} 0 & |w| \leqslant (1-\beta)\pi \\ \theta\left(\dfrac{\alpha\pi-w}{\alpha+\beta-1}\right) & (1-\beta)\pi < |w| < \alpha\pi \\ 1 & \alpha\pi \leqslant |w| < \pi \end{cases} \tag{5-6}$$

式中，$\theta(w) = 0.5(1+\cos w)\sqrt{2-\cos w}\ (|\omega| \leqslant \pi)$ 是二阶消失矩的德比契斯频率响应。

5.2　Adaptive-TQWT 的语音信号分解算法

5.2.1　Adaptive-TQWT 语音信号分解

1. 分解参数对滤波器的影响

由式（5-2）和式（5-3）可知，滤波器的尺度参数 α 和 β 由质量因子 Q 和冗余度 r 决定，通过求解 Q 和 r 两者的最优值，可以得到滤波器尺度参数的最优值。根据每个语音信号的特点，选择最优的 Q 因子，即小波中心频率与其带宽之比，见式（5-1），可以得到最优的时频表示。同时，式（5-4）表明分解的最大分级层数也由 Q 和 r 值决定。因此，通过上述的一系列分析证明了 Adaptive-TQWT 算法参数自动调优的可行性与必要性。图 5-3 绘制了不同参数下 TQWT 的频率响应图和小波振荡情况。

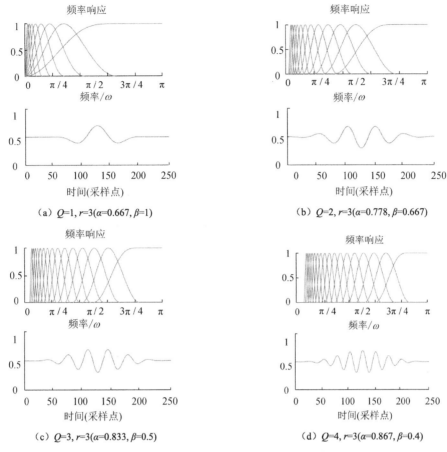

（a）Q=1，r=3（α=0.667，β=1）　　　　（b）Q=2，r=3（α=0.778，β=0.667）

（c）Q=3，r=3（α=0.833，β=0.5）　　　　（d）Q=4，r=3（α=0.867，β=0.4）

图 5-3　不同参数下 TQWT 的频率响应图和小波振荡情况

观察图 5-3 不难发现，不同分解参数下的滤波器的尺度参数也不同。当 r 为定值时，随着 Q 值的增大，小波振荡频率加大，可以得到更窄的频率响应。在分解子带时，可以跨越更多的频率范围。因此，可知 Q 值可反映出分解小波的振荡特性，通过找到最优的 Q 值，可以找到最适合语音信号分解的小波。

对比传统的 TQWT 算法对语音信号分解的参考文献中，Q、r 和 J 都是根据经验值设置成固定的分解参数。这种情况存在以下两个问题。

问题 1： 分解得到的子带分量可能不是最优分量。由于语音信号的非平稳性特征，每个信号的振荡方式都不尽相同，传统的 TQWT 算法将分解参数设置成统一值，在分解时便不能根据每个语音信号的振荡特点选用合适的分解参数使分解结果达到最优，分解得到的子带信号不是最优分解。

问题 2： 影响后续结果的准确性。选用固定的经验值分解参数因为不是最优解，还可能导致较高的分解误差，在后续特征提取时也会影响所提取特征的准确性和可靠性，影响最终的分类结果。

因此，针对上述问题，本章提出了 Adaptive-TQWT 语音的信号分解算法，通过寻找原始语音信号与重构信号的最小误差，即最小化重构误差，找到最适合语音信号分解的最优参数值 Q 和 r，达到令信号得到最优分解的目的，保证了在后续特征提取时的正确性和可靠性。

2. Adaptive-TQWT 算法流程

如图 5-2 所示，Adaptive-TQWT 算法的重构过程为信号分解的逆过程，首先在分解过程中得到的小波系数作为重构过程的一个输入，然后经过高、低通滤波器对信号进行多层重构，最终得到原始语音信号的重构信号，其计算公式如下：

$$y(t) = \text{Adaptive\_itqwt}(h, Q, r, L) \tag{5-7}$$

式中，$y(t)$ 为重构信号；itqwt 为 TQWT 的逆过程，即语音信号的重构过程；h 为每层分解的小波系数；Q 和 r 为信号分解时的分解参数；L 为原始信号的长度。

原始语音信号与重构信号的均方误差的计算公式如下：

$$e(t) = \sum_{t=0}^{L} \left[S(t) - y(t) \right]^2 \tag{5-8}$$

式中，$S(t)$ 为原始语音信号；$y(t)$ 为重构信号；$e(t)$ 为二者的均方误差函数。

将式（5-7）代入式（5-8）可得：

$$e(t) = \sum_{t=0}^{L} \left[S(t) - \text{Adaptive\_itqwt}(h, Q, r, L) \right]^2 \tag{5-9}$$

由式（5-9）可知，原始语音信号与重构信号的均方误差由 Adaptive-TQWT 的分解参数决定。因此，通过最小化均方误差找到最优的分解参数，进而得到最优的分解子带进行后续的特征提取。最小化均方误差的表达式为

$$e_{\min}(t) = \min \left\{ \sum_{t=0}^{L} \left[S(t) - \text{Adaptive\_itqwt}(h, Q, r, L) \right]^2 \right\} \tag{5-10}$$

式中，$e_{\min}(t)$ 为通过调整分解参数 Q 和 r 所得到的最小化均方误差。

基于上述基础，本章所提出的 Adaptive-TQWT 算法的分解过程如下。

输入： 原始语音信号 $S(t)$。

输出： 最优子带信号 Adp_Sub-1，Adp_Sub-2，$\cdots$，Adp_Sub-Jmax。

Step1：设置 Adaptive-TQWT 算法的初始值。根据上述分析令 Q=2，根据 Sakar C O 等人的描述，r 的取值必须大于或等于 3，即 $r \geq 3$，其步长都为 1，并设置程序终止条件：Q=5 和 r=5。

Step2：计算 Adaptive-TQWT 的最大分解参数 $J_{\max}$。

Step3：分解得到子带信号。利用 Step1 设置的初始值 Q 和 r，以及 Step2 得到的 $J_{\max}$ 作为第一次的分解参数分解原始语音信号 $S(t)$，得到 $J_{\max}$ 个子带信号，分别记作 Sub-1，Sub-2，$\cdots$，Sub-$J_{\max}$。

Step4：利用式（5-7）计算重构信号，得到重构信号 $y(t)$。

Step5：计算原始语音信号 $S(t)$ 和重构信号 $y(t)$ 的均方误差 $e(t)$，并存储。

Step6：按照步长更新 Q 值和 r 值，并重复 Step2～Step4，找到原始语音信号和重构信号的最小均方误差 $e_{\min}(t)$ 与之对应的分解参数为 Q 值和 r 值时，并记录此时所对应的分解参数，分别记为 Q_{adp} 和 r_{adp}。

Step7：利用 Step6 得到的最优分解参数 Q_{adp} 和 r_{adp} 对信号进行分解，分解公式即 $\mathrm{TQWT}(Q_{\mathrm{adp}}, r_{\mathrm{adp}}, J_{\max})$，最终得到最优的子带信号，记为 Adp_Sub-1，Adp_Sub-2，…，Adp_Sub-$J_{\max}$。

Step8：重复步骤 Step1～Step7，得到所有语音信号的最优子带分解结果。

Step9：结束算法。

上述 Adaptive-TQWT 算法的流程图如图 5-4 所示。

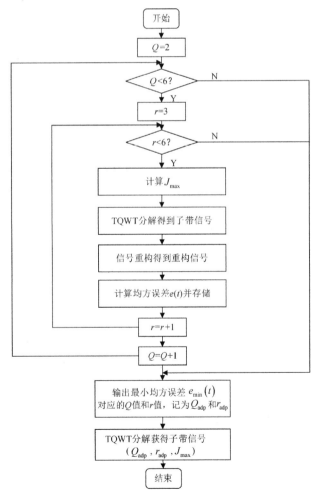

图 5-4　Adaptive-TQWT 算法的流程图

通过图 5-4 中的算法流程图，会寻找到每个语音信号均方误差最小的分解参数，并且利用此时得到的分解参数对语音信号分解，得到最优的子带信号。

图 5-5（a）和图 5-5（b）分别为利用本章的 Adaptive-TQWT 算法对健康者和帕金森病患者发音"a"的分解图。此时健康者发音的分解参数为 $Q_{\text{adp}} = 2$，$r_{\text{adp}} = 3$，$J_{\text{max}} = 21$，最小均方误差 $e_{\text{min}}(n) = 5.5511 \times 10^{-16}$。帕金森病患者发音的分解参数为 $Q_{\text{adp}} = 2$，$r_{\text{adp}} = 3$，$J_{\text{max}} = 21$，最小均方误差 $e_{\text{min}}(n) = 2.77 \times 10^{-16}$。同时可以看出，帕金森病患者的语音信号和健康者的语音信号经过分解后，在不同子带的分布是不同的。

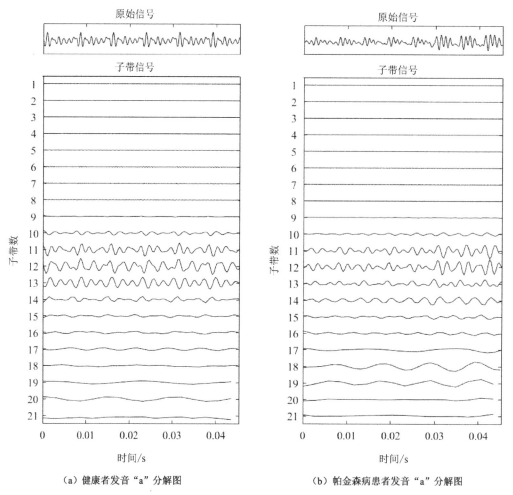

（a）健康者发音"a"分解图　　　　　（b）帕金森病患者发音"a"分解图

图 5-5　Adaptive-TQWT 算法的分解语音信号图

综上分析，Adaptive-TQWT 算法主要有两个优点：一是免去了人工手动调节分解参数的繁杂工作，在实验时变得简单；二是该算法是通过计算最小均方误差逐一寻找每个信号的最优分解参数 Q_{adp} 和 r_{adp}，使每个被分解信号都能根据自身的振荡特点得到最合适的子带信号，避免了使用固定的经验值分解参数可能导致的更高重构误差的风险，在后期特征提取时，提取的特征也会更加准确，提高整体算法的分类性能。

5.2.2　Adaptive–TQWT 算法分解参数统计分析

在本节中，使用 Adaptive-TQWT 算法的参数调优后，对每个语音信号得到的最优分解参数进行统计。表 5-1 统计了在 Dataset-Sakar 和 Dataset-CPPDD 两个数据集上，帕金森病患者和健康者语音信号使用 Adaptive-TQWT 算法所用的最优分解参数。

表 5-1　帕金森病患者和健康者语音信号在两个数据集上的最优分解参数统计表

数据集	分解参数	分解参数所占百分比		数据集	分解参数	分解参数所占百分比	
		健康者	患者			健康者	患者
Dataset-Sakar	(2,3)	2.98%	7.33%	Dataset-CPPDD	(2,3)	2.50%	7.50%
	(2,4)	2.38%	1.33%		(2,4)	1.67%	2.50%
	(2,5)	2.98%	0%		(2,5)	2.50%	0.83%
	(3,3)	5.36%	0.67%		(3,3)	7.92%	7.50%
	(3,4)	2.98%	2.00%		(3,4)	5.00%	5.83%
	(3,5)	0.60%	0%		(3,5)	2.08%	0.83%
	(4,3)	20.24%	30.67%		(4,3)	21.66%	19.58%
	(4,4)	4.76%	12.67%		(4,4)	4.17%	8.34%
	(4,5)	5.94%	4.00%		(4,5)	7.50%	7.92%
	(5,3)	32.74%	27.33%		(5,3)	27.92%	22.50%
	(5,4)	12.50%	9.33%		(5,4)	9.16%	9.17%
	(5,5)	6.54%	4.67%		(5,5)	7.92%	7.50%

观察表 5-1，首先，从数据集来看，根据 Adaptive-TQWT 算法寻找到的分解参数的分布在两个数据集上是不同的，在 Dataset-Sakar 数据集上，健康者的语音信号在进行分解时，使用频率最高的分解参数为(5,3)，约占所有分解参数的 32.74%，使用频率较高的分解参数为(4,3)，约占所有分解参数的 20.24%；帕金森病患者的语音信号在进行分解时，使用频率最高的分解参数为(4,3)，约占所有分解参数的 30.67%，使用频率较高的分解参数为(5,3)，约占所有分解参数的 27.33%；在 Dataset-CPPDD 数据集上，健康者的语音信号在进行分解时，使用频率最高的分解参数为(5,3)，约占所有分解参数的 27.92%，使用频率较高的分解参数为(4,3)，约占所有分解参数的 21.66%；帕金森病患者的语音信号在进行分解时，使用频率最高的分解参数为(5,3)，约占所有分解参数的 22.50%，使用频率较高的分解参数是(4,3)，约占所有分解参数的 19.58%。

从上述分析可以得出结论：在不同数据集上，所使用的分解参数不一样，在相同数据集上不同类别的语音数据上，其分解参数也不一样。本节可以得到的结论是 Adaptive-TQWT 算法会根据每个信号的特点，找出每个信号最优的分解参数进行分级，得到子带信号，从而验证本章 Adaptive-TQWT 算法根据每个语音信号的振荡特点寻找最优分解参数进行分解的观点。

5.3 基于 Adaptive-TQWT 分解的能量方向特征提取方法

5.3.1 子带信号选择

经过 5.2 节 Adaptive-TQWT 的分解算法后，每个语音信号都会得到多个子带信号，如果对所有的子带信号都进行分析，那么这无疑是一项非常繁杂的工作，违背了 Adaptive-TQWT 算法简便性的原则，所以怎样选择出更具代表性的子带信号是重中之重。

观察图 5-5 可知，由于不同子带上的信号幅值是不同的，故其能量值也不同。在对于语音信号的研究中，指出语音特征主要分布在能量值较大的区域，因此，本章计算了不同子带的子带信号能量，同时为了找出病理特征与发音频率的关系，分别计算了不同子带的频率值。

各个子带信号的能量计算方法如式（5-11）所示，子带信号的能量值通过计算子带信号幅值的平方得到，具体如下：

$$E\_(\text{Adp\_Sub-}n)=\sum_{i=1}^{L}\left|\text{Adp\_Sub-}n(i)\right|^2 \tag{5-11}$$

式中，$E\_(\text{Adp\_Sub-}n)$ 表示第 n 个子带信号 Adp_Sub-n 的能量；Adp_Sub-$n(i)$ 表示信号的幅值；i 表示每个子带信号的样本点数。

为了分析每个子带能量占语音信号总能量的百分比，分别计算了每个子带信号占原始语音信号总能量的百分比，计算公式如下：

$$\text{percent}[E\_(\text{Adp\_Sub-}n)]=\frac{E\_(\text{Adp\_Sub-}n)}{\sum_{n=1}^{J_{\max}}[E\_(\text{Adp\_Sub-}n)]} \tag{5-12}$$

式中，$\text{percent}[E\_(\text{Adp\_Sub-}n)]$ 表示第 n 个子带信号占原始语音信号总能量的百分比。

计算每个子带信号所对应的频率，计算公式为

$$\text{Frequency}\_(\text{Adp\_Sub-}n)=\frac{\text{Points}(\text{radix}-2)}{L\ /\ \text{frequency\_sampling}} \tag{5-13}$$

式中，$\text{Frequency}\_(\text{Adp\_Sub-}n)$ 表示 Adp_Sub-n 子带的频率；$\text{Points}(\text{radix}-2)$ 表示在分解过程中基二变换的点数；L 表示子带信号的长度（信号的点数）；frequency_sampling 表示原始语音信号的采样频率。

图 5-6 绘制了语音信号的子带能量频率分布图，同时图中也标出了不同子带信号相对应的频率，反映出信号能量值在不同频率上的分布情况。其中，横坐标代表子带数及所对应的频率，纵坐标代表每个子带信号的能量占语音信号总能量的百分比。

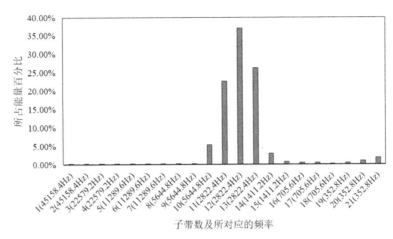

（a）健康者的语音信号在不同子带（不同频率）上的能量分布所占的百分比

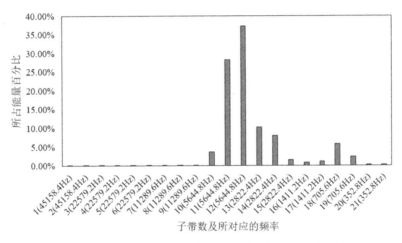

（b）帕金森病患者的语音信号在不同子带（不同频率）上的能量分布所占的百分比

图 5-6　语音信号的子带能量频率分布图

　　如图 5-6（a）所示，健康者语音信号的能量主要分布在 Sub-11～Sub-13 三个子带上，约占语音信号总能量的 91.17%，信号频率分布在 2822.4Hz。如图 5-6（b）所示，帕金森病患者语音信号的能量主要分布在 Sub-11～Sub-14 四个子带上，约占语音信号总能量的 83.82%，信号频率分布在 2822.4Hz～5644.8Hz。

　　通过对比两个语音信号的子带能量频率分布图，可以得出如下结论：健康者发音的语音信号，其能量分布更加集中，发音频率也更加平稳，而帕金森病患者发音的语音信号与健康者相比，发音能量较为分散，发音频率与健康者相比有波动。这种现象恰好说明了帕金森病患者和健康者在发音时，其发音方式存在区别。本章分析发生这种现象的原因是帕金森病患者的发音器官已经存在一定程度的病变，导致其在发长元音"a"时，控制发音的能力较弱，导致发音信号的能量较为分散，频率也略有波动。而健康者对发音的控制能力较强，在发长元音"a"时，能够控制发音的平稳性，能量集中，频率稳定。如何提取到上述特征是本章的关键所在，同时这说明了本章所提 Adaptive-TQWT 算法的必要性和有用性。

综上所述，无论是健康者还是帕金森病患者的长元音发音，其语音信号的大部分能量都分布在特定的几个子带信号上，同时这些子带信号包含了大量的语音特征。因此，在提取特征之前，首先按照能量值的大小对子带信号进行排序，选取排序最靠前的 n 个子带信号，公式如下：

$$\text{Adp\_Sub}N = \max_N \left[E\_(\text{Adp\_Sub}-1), E\_(\text{Adp\_Sub}-2), \cdots, E\_(\text{Adp\_Sub}-J_{\max}) \right] \quad (5\text{-}14)$$

式中，$\max_N$ 表示取前 N 个最大的值；Adp_SubN 表示得到的前 N 个能量最大的子带信号。

5.3.2 基于 Adaptive–TQWT 分解的能量方向特征提取

根据 5.3.1 节的分析可以得出结论：健康者和帕金森病患者在发音时，语音信号的能量在不同频率带上的能量分布是不同的，同时反映出了二者用于发音的器官是否存在病变，这也是本节所发现的关键问题。这为基于 Adaptive-TQWT 的能量方向特征提取提供了基础。因此，按照上述的子带信号选择方法，本节对分解得到的子带信号按照式（5-14）对能量值的大小排序，选出了前 N 组的子带信号进行能量方向的特征提取。

同时按照 4.3 节所述的能量方向特征提取的方法，通过计算能量谱的能量变化率，提取基于 Adaptive-TQWT 算法的能量方向特征。基于 Adaptive-TQWT 算法的能量方向特征提取示意图如图 5-7 所示。

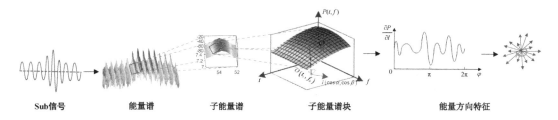

| Sub信号 | 能量谱 | 子能量谱 | 子能量谱块 | 能量方向特征 |

图 5-7　基于 Adaptive-TQWT 算法的能量方向特征提取示意图

首先，对语音信号进行短时傅里叶变换和能量映射的计算，得到各个 Sub 信号的能量谱；其次，将得到的能量谱通过划分得到子能量谱；然后，将每个子能量谱划分为若干个子能量谱块，分别计算每个子能量谱块的方向导数；最后，经过离散化得到每个子能量谱块的能量方向特征。按照划分顺序统计每个子能量谱的能量方向特征，提取到的能量方向特征的表达式为

$$\text{Adp\_Sub\_EDFs} = \left\{ \text{Dis}(\text{Dir\_Der}P_{1(1)}(t,f)), \cdots, \text{Dis}(\text{Dir\_Der}P_{n(m)}(t,f)) \right\} \quad (5\text{-}15)$$

式中，n 表示通过划分得到的子能量谱的个数；m 表示对每个子能量谱划分得到的子能量谱块的个数；Adp_Sub_EDFs 表示每个 Adp_Sub 信号得到的能量方向特征。

这样便可得到多组基于 Adaptive-TQWT 的能量方向特征。将从不同子带信号上提取到的特征分别记为 Adp_Sub1-EDFs，Adp_Sub2-EDFs，$\cdots$，Adp_Sub$N$-EDFs，用于对帕金森病患者和健康者的语音信号诊断。

因为不同的子带信号对应着不同的频率，因此，所提取的特征也对应着发音者在不同频率上的特征，表示健康者和帕金森病患者在不同语音频率上的能量变化特征。

5.4   特征降维

由于本节所提取的 Adp_Sub1-EDFs，Adp_Sub2-EDFs，…，Adp_Sub$N$-EDFs 特征维度较大，在上述语音信号得到能量方向特征的基础上，也用 PCA 的降维技术对得到的高维特征向量进行降维处理，可表示为

$$\text{Adp\_Sub\_EDF} = \text{PCA}\left\{\text{Dis}(\text{Dir\_Der}P_{1(1)}(t,f)),\cdots,\text{Dis}(\text{Dir\_Der}P_{n(m)}(t,f))\right\} \quad (5\text{-}16)$$

式中，Adp_Sub_EDFs 经降维处理后，得到降维后的特征 Adp_Sub_EDF。

为了观察 PCA 降维技术对分类准确率的影响，图 5-8 和图 5-9 分别绘制了 Adp_Sub1-EDF～Adp_Sub4-EDF 这四组特征的分类准确率与其特征信息量百分比在 Dataset-Sakar 和 Dataset-CPPDD 上的关系图。实验参数设置为 20%的数据作为测试集，80%的数据作为训练集，使用 SVM 分类器分类。

由图 5-8 和图 5-9 可知，分类准确率的高低与特征维度的大小并没有直接关系，特征降维后数据量缩减，特征量的个数明显减少，这样做有以下两点好处：第一，特征维度降低有利于防止实验时过拟合现象的发生；第二，特征维度降低减少了计算机用来存储特征数据的空间，同时降低了分类器在分类时的计算复杂度。

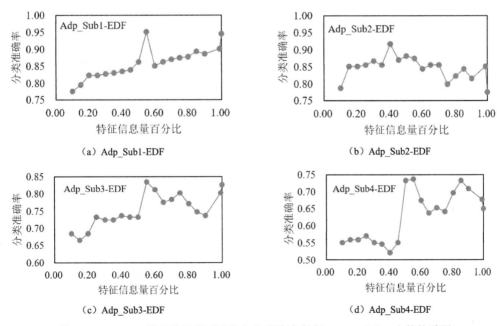

图 5-8   Sub-EDF 特征信息量百分比与分类准确率在 Dataset-Sakar 上的关系图

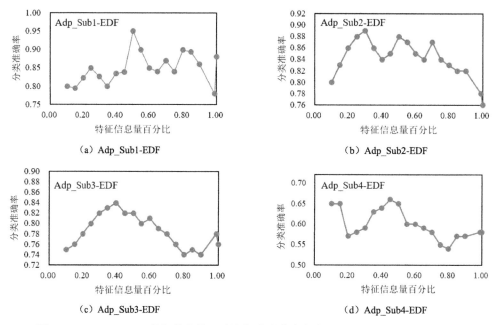

图 5-9　Adp_Sub-EDF 特征信息量百分比与分类准确率在 Dataset-CPPDD 上的关系图

观察上述的分类准确率和特征信息量百分比的关系图可知，本章所提取的 Sub-EDF 特征在不同特征维度下的分类准确率是不同的。并且，分类准确率的高低与特征维度的大小也没有明显的线性关系。

表 5-2 记录了图 5-8 和图 5-9 在不同的 Adp_Sub-EDF 特征下分类准确率最高时的各项数据。

分析表 5-2 可知，在 Dataset-Sakar 和 Dataset-CPPDD 两个数据集上，其分类准确率均按照 Adp_Sub1-EDF～Adp_Sub4-EDF 的顺序依次下降，说明在能量值最大的子带提取的能量方向特征，其区分健康者和帕金森病患者语音信号的能力更强，也就是说能量最大的子带包含更多的语音特征。根据表 5-2 的统计可知，基于 Adp_Sub1-EDF 的分类实验得到的分类准确率最高，因此，本章保留了特征 Adp_Sub1-EDF 最优维度和其对应的特征用于本章最终的分类实验。

表 5-2　图 5-8 和图 5-9 在不同的 Adp_Sub-EDF 特征下分类准确率最高时的各项数据记录

数据集	特征名称	所占信息量百分比	维度大小	分类准确率
Dataset-Sakar	Adp_Sub1-EDF	0.55	30	94.79%
	Adp_Sub2-EDF	0.50	27	91.14%
	Adp_Sub3-EDF	0.85	18	82.97%
	Adp_Sub4-EDF	0.85	15	73.08%
Dataset-CPPDD	Adp_Sub1-EDF	0.45	33	95.01%
	Adp_Sub2-EDF	0.55	26	88.96%
	Adp_Sub3-EDF	0.35	27	83.97%
	Adp_Sub4-EDF	0.40	16	65.98%

5.5 实验设置和实验结果与分析

5.5.1 实验设置

本章实验的参数设置如下。在能量谱上进行子能量谱和子能量谱块划分时，$n=9$，$m=4$，在角度的离散化过程中，$M=18$，根据 5.4 节所得到的分类最优特征维度参数进行设置，得到基于 Adaptive-TQWT 算法提取到 Adp_Sub1-EDF 特征用于最终的实验分类。在实验中，分别采用了 LOSO 和 5 折交叉验证法两种验证方法，以及 SVM 和 RF 两种分类器。SVM 的分类模型与使用的核函数和超参数的设置有关。为了对数据进行高维映射，同时避免因为映射的维度过高而导致泛化能力降低，出现过拟合，本节选用了线性核函数进行实验，设置超参数如下：$C=\{0.001, 0.01, 0.1, 1, 10, 100\}$，gamma$=\{0.001, 0.01, 0.1, 1, 10, 100\}$。采用网格搜索法选择最优的超参数，最终得到的最优超参数为 $C=10$，gamma$=0.01$。

同时，为了说明本章所提特征的先进性，增加了以下对比实验。其中一组是本节增加了使用传统 TQWT 算法时，利用经验值分解参数对信号分解进而提取 EDF 特征的实验，特征记为 Sub-EDF，使用的经验值为 5.2.3 节所统计得到的使用频率最高的分解参数。另外的几组对比实验的特征分别为 Sakar C O 等人所使用的传统声学特征、WT、MFCC、TWQT 熵和能量特征的组合特征，Little 等人所使用的传统声学特征、WT、MFCC、TWQT 熵和能量特征约简后的组合特征，Sakar B E 等人提出的传统声学特征和张涛等人所提取的局部统计特征，同时，本章将与第 4 章提取的 IMF1-EDF 特征进行对比。

5.5.2 实验结果与分析

表 5-3 和表 5-4 所示分别为在 Dataset-Sakar 和 Dataset-CPPDD 两个数据集上，本章所提取的 Adp_Sub1-EDF 特征和现有文献所用特征的实验的分类结果比较。

表 5-3 Dataset-Sakar 数据集使用 SVM 和 RF 分类器的分类结果

特征	验证方法	SVM				RF			
		Acc	Pre	Spe	F1	Acc	Pre	Spe	F1
Adp_Sub1-EDF	5 折交叉	94.86%	93.59%	96.38%	94.79%	94.86%	97.36%	92.03%	94.44%
	LOSO	96.46%	95.37%	96.77%	96.06%	96.65%	96.54%	94.24%	95.13%
Sub-EDF	5 折交叉	85.66%	84.50%	84.97%	84.73%	84.67%	84.89%	83.98%	84.43%
	LOSO	84.07%	83.48%	74.20%	78.57%	85.67%	83.89%	84.98%	84.43%
IMF1-EDF	5 折交叉	96.65%	96.60%	91.52%	95.55%	95.82%	97.90%	94.41%	94.31%
	LOSO	95.37%	95.37%	93.44%	93.73%	96.07%	96.54%	92.15%	93.88%
组合特征	5 折交叉	85.67%	84.34%	83.89%	84.11%	86.34%	84.46%	85.87%	85.16%
	LOSO	85.34%	84.33%	83.45%	83.89%	84.77%	85.65%	83.87%	84.75%

续表

特征	验证方法	SVM				RF			
		Acc	Pre	Spe	F1	Acc	Pre	Spe	F1
约简后的组合特征	5折交叉	89.66%	88.45%	87.23%	87.84%	88.98%	90.21%	89.59%	89.90%
	LOSO	88.45%	88.34%	86.38%	87.35%	89.48%	88.47%	89.03%	88.75%
传统声学特征	5折交叉	82.50%	85.00%	80.00%	82.42%	81.45%	83.35%	84.35%	83.85%
	LOSO	81.44%	85.23%	75.09%	79.84%	82.33%	84.63%	76.87%	80.56%
局部统计特征	5折交叉	97.27%	97.11%	97.51%	97.31%	96.89%	95.88%	94.33%	95.10%
	LOSO	97.67%	96.99%	96.37%	96.68%	95.44%	96.33%	95.56%	95.94%

表 5-4　Dataset-CPPDD 数据集使用 SVM 和 RF 分类器的分类结果

特征	验证方法	SVM				RF			
		Acc	Pre	Spe	F1	Acc	Pre	Spe	F1
Adp_Sub1-EDF	5折交叉	96.25%	96.81%	95.90%	96.33%	95.49%	94.49%	97.20%	95.79%
	LOSO	95.79%	95.37%	95.30%	95.33%	95.87%	96.54%	94.24%	95.38%
Sub-EDF	5折交叉	84.78%	85.50%	83.76%	84.62%	85.34%	83.99%	84.95%	84.47%
	LOSO	85.57%	88.48%	87.20%	87.84%	84.66%	83.84%	85.68%	84.75%
IMF1-EDF	5折交叉	96.22%	96.77%	93.41%	95.06%	94.71%	94.06%	95.04%	94.52%
	LOSO	95.36%	96.57%	94.26%	95.40%	95.87%	94.77%	93.98%	94.37%
组合特征	5折交叉	80.67%	79.34%	80.89%	80.11%	81.34%	80.46%	78.87%	79.66%
	LOSO	81.34%	80.33%	81.45%	80.89%	82.77%	81.65%	80.87%	81.26%
约简后的组合特征	5折交叉	86.66%	85.45%	86.23%	85.84%	85.98%	86.21%	84.59%	85.39%
	LOSO	87.45%	84.34%	85.38%	84.86%	83.48%	84.47%	83.03%	83.74%
传统声学特征	5折交叉	82.50%	85.00%	80.00%	82.42%	81.45%	83.35%	84.35%	83.85%
	LOSO	81.44%	85.23%	75.09%	79.84%	82.33%	84.63%	76.87%	80.56%
局部统计特征	5折交叉	90.81%	92.28%	89.45%	90.84%	91.55%	92.77%	90.45%	91.60%
	LOSO	91.14%	92.78%	90.45%	91.60%	90.14%	92.78%	90.00%	91.37%

从本章所提取的 Adp_Sub1-EDF 特征来看，能量越大的子带，从中提取的能量方向特征在作为帕金森病构音障碍诊断的输入时，其分类准确率越高，也就是从 Adp_Sub1 中提取到的能量方向特征能更好地区分健康者和帕金森病患者。本章方法所提取的 Adp_Sub1-EDF 特征在分类时获得的分类准确率均高于对比实验。主要原因如下：基于 Adaptive-TQWT 算法提取的特征在进行分解时，其根据信号的振荡特征逐一寻找语音信号的最优分解方案，在语音信号进行分解时子带信号的重构信号与原始信号的差值最小，进而提取特征，使提取到的特征更加准确，因而在帕金森病构音障碍诊断时，分类准确率较高；然而基于统计原则找到的分解参数对语音信号进行分解时，若使用频率最高的分解参数用于所有信号分解，并提取能量方向特征，则所采用的参数只能使得大部分语音信号分解时可以达到最优分解，所以导致其提取的特征较为粗糙，因此分类准确率要低于本章方法。同时，本章所提方法的分类准确率高于 Sakar B E 等人所提取的传统声学特征的分类准确率，这是因为本章所提方法通过最大能量子带和计算能量谱上的能量变化率特征，提取到了语音信号中更

细化、更深层的特征表示。同时本章所提取的 Adp_Sub1-EDF 特征的分类准确率也高于 Sakar C O、Little、Sakar B E 等人所提方法的分类准确率,这也说明了本章所提取的 Adp_Sub1-EDF 特征在帕金森病构音障碍诊断时的有效性。同时,表 5-3 和表 5-4 与第 4 章提取的 IMF1-EDF 特征进行了对比,实验结果表明,本章提取的 Adp_Sub1-EDF 特征和第 4 章提取的 IMF1-EDF 特征实验结果相当,这也说明了本章所提出的两种特征对帕金森病构音障碍诊断均有很好的诊断效果。

从数据集和分类器的角度来看,基于 Adaptive-TQWT 算法提取的特征在 Dataset-Sakar 和 Dataset-CPPDD 两个数据集上的分类结果相差不大,分类准确率更加接近,在不同的分类器上的分类准确率没有大的波动,综合说明了本章所提取的 Adp_Sub1-EDF 特征的适用性更强,性能更稳定、更可靠。

同时,通过观察帕金森病患者和健康者的能量分布频率范围可知,与健康者相比,帕金森病患者在发音时能量较为分散、发音频率存在波动,这也从侧面说明了帕金森病患者的发音器官发生了病变,导致与健康者的发音存在差别。同时,语音信号的高频成分中包含更多能区分帕金森病患者和健康者的信息。

5.6 本章小结

健康者的语音信号由于周期性的声带振动模式而具有振荡特性,帕金森病患者由于声带受损,因此声带的振动模式变得扭曲。本章首先从健康者和帕金森病患者语音信号的特点出发,提出了使用 TQWT 的信号分解技术对语音信号进行分解,然后根据 TQWT 在使用时需要多次实验找出经验值的不足,提出了 Adaptive-TQWT 对语音信号分解的方法,使每个语音信号通过计算原始信号与重构信号间最小的均方误差找到最适合自身的分解参数,进而达到最优分解。通过分析每个子带信号的特点发现,语音信号的能量分布主要集中在几个子带。因此,本章通过对子带信号的能量排序,找到子带中能量最多的子带进而提取能量方向特征。同时,为了说明所提取的 Adp_Sub1-EDF 特征的先进性,增加了实验对比。结果表明,所提取的 Adaptive-TQWT 的能量方向特征的提取方法在对帕金森病患者语音信号和健康者语音信号分类时,具有良好的分类效果。

第6章

基于分数阶语谱图的 FrSwin 模型

6.1 引言

语音信号的语谱图蕴含着丰富的可辨别信息，常被用于实现帕金森病构音障碍的分类任务。相较于传统的语谱图，分数阶语谱图在不同阶数下具有能量分布差异，更能针对性地解释帕金森病患者的发音特性。另外，在已提出的深度学习网络结构中，Swin Transformer 表现突出，通过滑动窗口与层级化的结构对数据进行灵活处理，在提升分类性能的同时降低了计算复杂度。基于以上分析，结合分数阶语谱图的特点，本章提出了一种基于分数阶语谱图的 Swin Transformer（Swin Transformer Based on Fractional Spectrogram，FrSwin）方法用于帕金森病构音障碍的分类研究，FrSwin 模型的整体框架如图 6-1 所示。

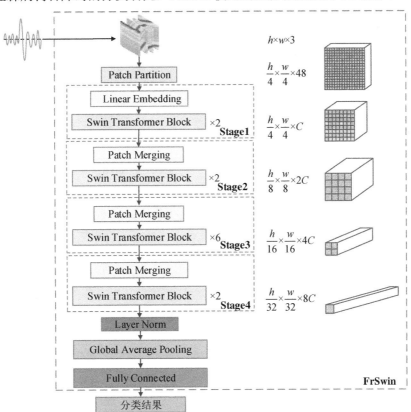

图 6-1　FrSwin 模型的整体框架

6.2 FrSwin 模型的训练与特征表示

如图 6-1 所示，FrSwin 模型的具体过程如下：首先，对语音信号进行分数阶傅里叶变换，生成不同阶数下的分数阶语谱图，并转化为 3 通道；其次，将不同阶数下的分数阶语谱图作为目标数据集输入 FrSwin 模型，将在大型数据集 ImageNet 上对 FrSwin 模型预训练得到的参数迁移至分数阶语谱图，并在分数阶语谱图上进行微调；最后，采用训练好的FrSwin 模型对分数阶语谱图进行训练，得到特征表示并进行分类。

由图 6-1 可以看出，FrSwin 模型的整体框架分为 4 个阶段，每个阶段内部由两个相似的单元组成。Stage2、Stage3 和 Stage4 中的第一个单元是合并模块（Patch Merging），该模块和拆分模块（Patch Partition）与 Stage1 的线性嵌入层（Linear Embedding）叠加的作用相同，均通过不同的下采样率对输入的特征图进行处理，并对通道数进行相应翻倍。第二个单元为 Swin Transformer Block，通过偏移窗口进行局部多头自注意力计算，以获取学习到的特征表示。本章的最终目的是实现帕金森病构音障碍的分类，因此在 Stage4 之后将学习到的特征输入全局池化层（Global Average Pooling）和全连接层（Fully Connected）进行分类。由于每个阶段为相似的两个单元，为了详细描述单元内部的训练与最终的分类过程，以 Stage4 为例的训练框图如图 6-2 所示。

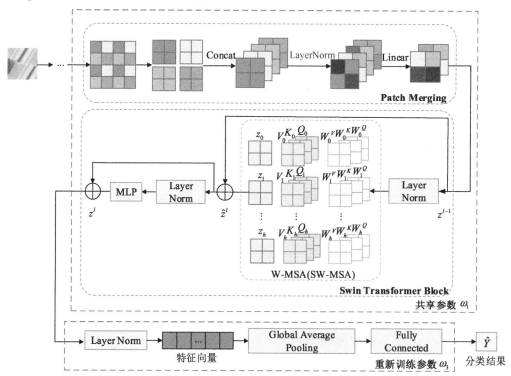

图 6-2 以 Stage4 为例的训练框图

6.2.1　基于迁移学习的参数训练

如图 6-2 所示，为了增强分数阶语谱图的数据规模对于深度学习网络的适用性，使网络学习到更多相关知识，从而提高分类准确率，本章引入迁移学习的策略进行参数训练。将不同阶数下的分数阶语谱图作为目标数据集，源数据集为大型数据集 ImageNet。首先在大型数据集 ImageNet 上进行预训练获得共享参数，并迁移至分数阶语谱图数据集中，该方法示意图如图 6-3 所示。

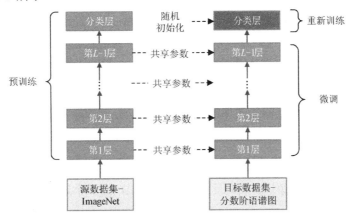

图 6-3　基于分数阶语谱图的迁移学习方法示意图

由于 ImageNet 数据集的规模较大，且覆盖域较为广泛，因此将在 ImageNet 数据集上的图像序列处理层和特征提取层预训练得到的共享权重参数迁移至分数阶语谱图。在使用分数阶语谱图对模型进行训练之前，首先冻结网络中的一些层，以避免在训练期间对给定层的权重进行更新；然后使用分数阶语谱图对其余网络层的参数进行微调，使模型在分数阶语谱图中学习到更多针对性内容。由于源数据集和目标数据集的类别不同，因此在使用目标数据集进行微调时，需要舍弃预训练网络中的分类层，重新训练一个新的分类层。

假设 ImageNet 数据集为 $B = \{I, L\}$，其中 I 表示 ImageNet 数据集中的图像，L 表示 ImageNet 数据集中图像的标签，$L \in \{1, 2, \cdots, m\}$，其中 m 表示 ImageNet 数据集中图像类别的数量。通过 ImageNet 数据集对模型进行预训练获得的共享权重参数 ω 为

$$\omega = \text{concat}(\omega_1, \omega_2) \tag{6-1}$$

式中，ω_1 表示在 ImageNet 数据集上预训练模型的图像序列处理层和特征提取层所获得的共享权重参数；ω_2 表示在 ImageNet 数据集上预训练模型的分类层所获得的共享权重参数。当在目标数据集上对模型进行训练时，首先重新训练分类层获得权重参数 ω_3，然后将预训练得到的共享权重参数 ω_1 迁移至目标数据集进行训练，并使用目标数据集对模型进行冻结和微调，从而获得最终的权重参数 ω'，可表示为

$$\omega' = \text{concat}(\omega_1, \omega_3) \tag{6-2}$$

式中，ω_3 表示使用目标数据集训练模型的分类层所得到的权重参数。FrSwin 模型使用最终得到的权重参数 ω' 对输入的分数阶语谱图进行分类。

6.2.2 基于 FrSwin 网络的特征表示

1. 合并模块

根据图 6-1 和图 6-2 可知，拆分模块与 Stage1 的线性嵌入层叠加的作用和 Stage4 中的第一个单元合并模块相同。对于输入的分数阶语谱图，首先经过拆分模块将图像拆分为相同尺寸的图像块，并将其作为输入 FrSwin 模型第一阶段的初始序列。为了方便表示输入的分数阶语谱图，令 $X = P_p(u,v)$，则 $X \in \mathbf{R}^{h \times w \times C}$。其中 h 和 w 分别表示输入图像的高度和宽度，C 表示输入分数阶语谱图的通道数量。对输入图像进行分割后，得到 N 个图像块 $X_p \in \mathbf{R}^{N \times (P^2 C)}$，$(P, P)$ 表示分割后图像的分辨率，则划分的图像块个数 $N = hw/P^2$，即输入的初始序列。

Stage1 开始前的拆分模块通过一个 4×4 的窗口对输入尺寸为 $h \times w \times 3$ 的 RGB 图像进行分割，拆分为 $\frac{h}{4} \times \frac{w}{4} \times 48$ 的图像块，将每个图像块在 RGB 的 3 个通道方向上进行展平并在深度方向进行拼接，此时拼接后的特征维度为 4×4×3=48，图像尺寸缩减为原始图像的 1/4。接着通过第一阶段的线性嵌入层对特征矩阵的通道进行调整，在深度方向进行拼接，并对每个通道进行归一化处理，调整后的深度为 C，参数 C 根据不同的模型具体设定。随着网络的加深，特征图的尺寸逐渐减小，而特征矩阵的维度逐渐增加，从而实现层次化的表征方式。

2. 基于偏移窗口的多头注意力计算

FrSwin 模型每个阶段的第二个单元是重复堆叠的 Swin Transformer Block，该模块的组成如图 6-4 所示。

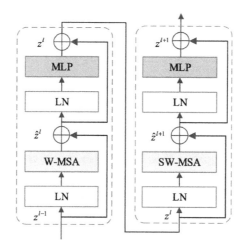

图 6-4　Swin Transformer Block 的组成

由图 6-4 可以看出，每个 Swin Transformer Block 由两部分组成，因此堆叠的次数呈偶数次出现。两部分分别是基于窗口的多头自注意力（Windows Multi-head Self Attention，W-MSA）模块和基于偏移窗口的多头自注意力（Shifeted Windows Multi-head Self Attention，SW-MSA）模块。多头自注意力（Multi-head Self Attention，MSA）的计算方式为

$$\text{Attention}(Q,K,V) = \text{softmax}(\frac{QK^{\mathrm{T}}}{\sqrt{d_k}})V \tag{6-3}$$

$$\text{head}_i = \text{Attention}(QW_i^Q, KW_i^K, VW_i^V) \tag{6-4}$$

$$\text{MultiHead}(Q,K,V) = \text{Concat}(\text{head}_1, \cdots, \text{head}_h)W^O \tag{6-5}$$

式中，$W_i^Q \in \mathbf{R}^{d_{\text{model}} \times d_k}$，$W_i^K \in \mathbf{R}^{d_{\text{model}} \times d_k}$，$W_i^V \in \mathbf{R}^{d_{\text{model}} \times d_v}$，$W^O \in \mathbf{R}^{hd_v \times d_{\text{model}}}$。

在 MSA 中，对每个像素点计算其 Q、K 和 V。所求得的 Q 和 K 进行匹配，特征矩阵中的每个像素都会和其他像素进行信息沟通，是一种全局注意力计算，因此计算量十分庞大。为了减少计算量，提出了基于窗口的多头自注意力模块。

在 W-MSA 模块中，特征矩阵被分割成不同的窗口，在窗口内部进行 MSA 计算，因此减少了计算量。MSA 与 W-MSA 的计算复杂度分别为

$$\Omega(\text{MSA}) = 4hwC^2 + 2(hw)^2 C \tag{6-6}$$

$$\Omega(\text{W-MSA}) = 4hwC^2 + 2M^2 hwC \tag{6-7}$$

式中，h 代表特征图的高度；w 代表特征图的宽度；C 代表特征图的深度；M 代表窗口的大小。可以看出，当窗口大小固定时，相较于 MSA，W-MSA 模块将二次计算复杂度降低为线性复杂度。W-MSA 模块虽然减少了计算量，但由于划分的局部窗口是不重叠的，因此隔绝了不同窗口之间的信息交流，限制了感受野，对最终的分类结果会产生不利影响。为了实现不同窗口间的信息交互，提出了基于偏移窗口的多头自注意力模块。SW-MSA 模块的结构图如图 6-5 所示。

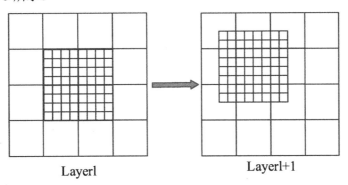

图 6-5　SW-MSA 模块的结构图

在 SW-MSA 模块中，将窗口分别向右及向下偏移两个像素，此时在移动后的局部窗口内部进行 MSA 计算，便可以融合上一层的多个窗口之间的信息，实现相邻窗口间的信息交流，从而扩大感受野，提高分类准确率。与此同时，若在 SW-MSA 模块中进行并行计算，

则需要计算的窗口数量增加，且需要将周围的窗口填充至与中间窗口的尺寸一致，因此增加了计算量。为了更加高效地进行计算，采用循环移位的方式，具体过程如图 6-6 所示。循环移位后，部分窗口内部融合了非相邻区域内的信息，因此需要单独计算。此时采用 masked MSA 机制将像素点与不需要的区域内像素相匹配的权重置 0，便可以得到单独区域的自注意力，全部计算完成后将移位区域还原。

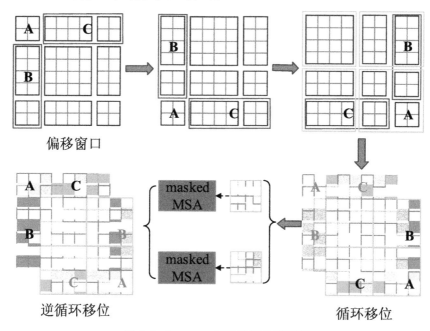

图 6-6　SW-MSA 模块高效计算图解

在经过包含 W-MSA 模块与 SW-MSA 模块的两个连续叠加 Swin Transformer Block 后，FrSwin 模型学习到分数阶语谱图的特征表示，该特征的具体计算过程为

$$\hat{z}^{l} = \text{W-MSA}\left[\text{LN}(z^{l-1})\right] + z^{l-1} \tag{6-8}$$

$$z^{l} = \text{MLP}\left[\text{LN}(\hat{z}^{l})\right] + \hat{z}^{l} \tag{6-9}$$

$$\hat{z}^{l+1} = \text{SW-MSA}\left[\text{LN}(z^{l})\right] + z^{l} \tag{6-10}$$

$$z^{l+1} = \text{MLP}\left[\text{LN}(\hat{z}^{l+1})\right] + \hat{z}^{l+1} \tag{6-11}$$

式中，$\hat{z}^{l}$ 表示经过第 l 个 W-MSA（SW-MSA）模块后输出的特征；z^{l} 表示经过第 l 个 MLP 模块后输出的特征。

根据迁移学习所得的权重参数及 FrSwin 模型训练所得的特征表示，可以得到分类标签 $\hat{Y}$ 为

$$\hat{Y} = \omega^{l} z^{l} \tag{6-12}$$

式中，$\hat{Y} = \{0,1\}$ 表示分数阶语谱图中的标签。

6.3　实验结果与分析

6.3.1　实验设置

实验中分别使用了 Tiny（FrSwin-T）、Small（FrSwin-S）、Base（FrSwin-B）和 Large（FrSwin-L）四个不同尺寸的模型，FrSwin 模型将输入模型的分数阶语谱图尺寸统一处理为 224×224。实验中采用 5 折交叉验证法进行验证。四个模型在不同阶段中的第一个单元（Stage1 为拆分模块和线性嵌入层，其他阶段为合并模块）的下采样率和特征维度，以及第二个单元（Swin Transformer Block）的滑动窗口尺寸、特征维度、多头自注意力模块的 head 个数及堆叠次数的设置，如表 6-1 所示。

为了从不同角度验证 FrSwin 模型的分类性能与稳定性，本章设计以下实验。

实验 1：通过设置不同的模型参数，采用 FrSwin-T、FrSwin-S、FrSwin-B 和 FrSwin-L 四个不同尺寸的模型进行训练，在阶数 $0 \leqslant p \leqslant 1$ 范围内，以 0.2 为步长，验证四个模型对不同阶数的分数阶语谱图训练的分类结果。

实验 2：为了衡量迁移学习在 FrSwin 模型中发挥的作用，取消迁移学习的过程，其他设置与实验 1 中的设置相同，进行消融实验验证迁移学习模块的贡献。

表 6-1　FrSwin 模型的参数设置

		Stage1	Stage2	Stage3	Stage4
下采样率 （尺寸）		4× (56×56)	8× (28×28)	16× (14×14)	32× (7×7)
FrSwin-T	part1	concat4×4, 96-d, LN	concat2×2, 192-d, LN	concat2×2, 384-d, LN	concat2×2, 768-d, LN
	part2	$\begin{bmatrix} \text{win.sz.}7\times7, \\ \text{dim}96, \text{head}3 \end{bmatrix} \times 2$	$\begin{bmatrix} \text{win.sz.}7\times7, \\ \text{dim}192, \text{head}6 \end{bmatrix} \times 2$	$\begin{bmatrix} \text{win.sz.}7\times7, \\ \text{dim}384, \text{head}12 \end{bmatrix} \times 6$	$\begin{bmatrix} \text{win.sz.}7\times7, \\ \text{dim}768, \text{head}24 \end{bmatrix} \times 2$
FrSwin-S	part1	concat4×4, 96-d, LN	concat2×2, 192-d, LN	concat2×2, 384-d, LN	concat2×2, 768-d, LN
	part2	$\begin{bmatrix} \text{win.sz.}7\times7, \\ \text{dim}96, \text{head}3 \end{bmatrix} \times 2$	$\begin{bmatrix} \text{win.sz.}7\times7, \\ \text{dim}192, \text{head}6 \end{bmatrix} \times 2$	$\begin{bmatrix} \text{win.sz.}7\times7, \\ \text{dim}384, \text{head}12 \end{bmatrix} \times 18$	$\begin{bmatrix} \text{win.sz.}7\times7, \\ \text{dim}768, \text{head}24 \end{bmatrix} \times 2$
FrSwin-B	part1	concat4×4, 128-d, LN	concat2×2, 2565-d, LN	concat2×2, 512-d, LN	concat2×2, 1024-d, LN
	part2	$\begin{bmatrix} \text{win.sz.}7\times7, \\ \text{dim}128, \text{head}4 \end{bmatrix} \times 2$	$\begin{bmatrix} \text{win.sz.}7\times7, \\ \text{dim}256, \text{head}8 \end{bmatrix} \times 2$	$\begin{bmatrix} \text{win.sz.}7\times7, \\ \text{dim}512, \text{head}16 \end{bmatrix} \times 18$	$\begin{bmatrix} \text{win.sz.}7\times7, \\ \text{dim}1024, \text{head}32 \end{bmatrix} \times 2$
FrSwin-L	part1	concat4×4, 192-d, LN	concat2×2, 384-d, LN	concat2×2, 768-d, LN	concat2×2, 1536-d, LN
	part2	$\begin{bmatrix} \text{win.sz.}7\times7, \\ \text{dim}192, \text{head}6 \end{bmatrix} \times 2$	$\begin{bmatrix} \text{win.sz.}7\times7, \\ \text{dim}384, \text{head}12 \end{bmatrix} \times 2$	$\begin{bmatrix} \text{win.sz.}7\times7, \\ \text{dim}768, \text{head}24 \end{bmatrix} \times 18$	$\begin{bmatrix} \text{win.sz.}7\times7, \\ \text{dim}1536, \text{head}48 \end{bmatrix} \times 2$

6.3.2 不同模型下的实验结果

为了验证 FrSwin 模型在帕金森病构音障碍分类任务中的有效性和泛化能力,本节使用 FrSwin-T、FrSwin-S、FrSwin-B 和 FrSwin-L 四个不同尺寸的模型分别在 Dataset-Sakar 和 Dataset-CPPDD 两个数据集上进行验证。同时,为了观察不同阶数的分数阶语谱图对于分类结果的影响,在 $0 \leqslant p \leqslant 1$ 范围内,以 0.2 为步长,验证不同阶数下的分类性能。表 6-1 中所列的结果为 5 折交叉验证法的均值。在 Dataset-Sakar 和 Dataset-CPPDD 上不同模型下的分类结果分别如表 6-2 和表 6-3 所示。

从表 6-2 中可以看出,在 Dataset-Sakar 上不同模型在不同阶数下都取得了很好的分类性能。在 FrSwin-T、FrSwin-S、FrSwin-B 和 FrSwin-L 四个不同尺寸的模型中,表现最好的是 FrSwin-L 模型,其在 0.5 阶时取得的最高分类准确率为 97.80%。由于实验中采用了迁移学习的策略,进行预训练的数据集 ImageNet 的规模十分庞大,因此四个模型中尺寸最大的 FrSwin-L 模型获得了最好的表现。与此同时,各个模型在不同阶数的分数阶语谱图上也具有不同的表现。不同模型在合适的阶数上可以得到高于其他阶数的分类准确率,因此有效地提高了分类准确率。FrSwin-T、FrSwin-S 与 FrSwin-B 三个模型均在 0.3 阶时获得相应模型下的最高分类准确率,表明在 Dataset-Sakar 上,0.3 阶的分数阶语谱图能够更好地表征帕金森病患者与健康者的区分特性。

表 6-2 在 Dataset-Sakar 上不同模型下的分类结果

模型	p	Acc	Sen	Pre	Spe	F1
FrSwin-T	0.1	95.78%	94.14%	96.79%	97.23%	95.45%
	0.3	96.15%	94.76%	96.71%	97.31%	95.73%
	0.5	94.86%	93.02%	96.00%	96.52%	94.49%
	0.7	93.21%	91.39%	94.57%	94.96%	92.95%
	0.9	95.96%	94.49%	96.77%	97.25%	95.62%
FrSwin-S	0.1	95.41%	95.36%	94.17%	95.45%	94.76%
	0.3	95.78%	95.45%	95.06%	96.04%	95.25%
	0.5	95.60%	95.12%	95.12%	95.99%	95.12%
	0.7	94.50%	92.83%	95.10%	95.92%	93.95%
	0.9	95.60%	95.51%	94.74%	95.67%	95.12%
FrSwin-B	0.1	96.70%	96.37%	96.37%	96.97%	96.37%
	0.3	96.88%	97.97%	95.26%	95.99%	96.60%
	0.5	96.33%	97.15%	94.84%	95.65%	95.98%
	0.7	96.70%	96.37%	96.37%	96.97%	96.37%
	0.9	95.78%	96.30%	94.35%	95.36%	95.32%
FrSwin-L	0.1	97.43%	96.77%	97.56%	97.98%	97.16%
	0.3	96.51%	95.95%	96.34%	96.98%	96.14%
	0.5	97.80%	96.80%	98.37%	98.64%	97.58%
	0.7	97.61%	96.37%	98.35%	98.65%	97.35%
	0.9	97.25%	96.79%	97.18%	97.64%	96.98%

从表 6-3 中可以看出，不同模型在 Dataset-CPPDD 上的分类结果整体上优于在
Dataset-Sakar 上的分类结果。不同数据集上表现的细微差别可能与不同语言环境、发音习
惯、发声强度等有关。在 Dataset-CPPDD 上四个不同尺寸的模型分别都可达到 97%以上的
最高分类准确率，其中最高的分类结果是 FrSwin-T 和 FrSwin-B 两个模型在 0.9 阶时取得的
98.75%。同时可以看出，FrSwin-T、FrSwin-S 与 FrSwin-B 三个模型均在 0.9 阶时获得相应
模型下的最高分类准确率，表明在 Dataset-CPPDD 上，0.9 阶的分数阶语谱图能够更好地表
征帕金森病患者与健康者的区分特性。FrSwin 模型在不同数据集、不同模型和不同阶数上
都取得了优异的分类性能，表明 FrSwin 模型在帕金森病分类任务中的有效性，同时凸显
FrSwin 模型的稳定性能。

表 6-3　在 Dataset-CPPDD 上不同模型下的分类结果

模型	p	Acc	Sen	Pre	Spe	F1
FrSwin-T	0.1	95.83%	98.29%	95.83%	96.58%	97.04%
	0.3	98.06%	97.99%	96.83%	97.11%	97.41%
	0.5	97.63%	97.80%	96.39%	96.48%	97.09%
	0.7	97.67%	96.28%	97.08%	97.54%	96.68%
	0.9	98.75%	98.01%	99.19%	99.27%	98.60%
FrSwin-S	0.1	95.98%	95.74%	95.34%	96.21%	95.54%
	0.3	96.50%	96.30%	95.90%	96.45%	96.10%
	0.5	95.57%	95.29%	94.55%	95.35%	94.92%
	0.7	96.19%	95.18%	95.95%	96.38%	95.56%
	0.9	97.36%	98.29%	96.23%	96.91%	97.25%
FrSwin-B	0.1	97.80%	95.83%	97.87%	98.56%	96.84%
	0.3	97.76%	96.06%	98.39%	98.53%	97.21%
	0.5	97.73%	95.88%	97.71%	97.93%	96.79%
	0.7	97.24%	95.26%	97.57%	97.80%	96.40%
	0.9	98.75%	97.50%	99.57%	99.65%	98.52%
FrSwin-L	0.1	98.19%	98.27%	97.42%	97.97%	97.84%
	0.3	98.11%	97.69%	98.39%	98.55%	97.99%
	0.5	97.52%	97.43%	97.07%	97.19%	97.25%
	0.7	98.19%	97.59%	98.38%	98.56%	97.98%
	0.9	97.93%	96.76%	98.35%	98.57%	97.55%

6.3.3　消融实验

深度学习的方法具有特征学习的能力，可以自动提取特征，但当前帕金森病语音数据
集普遍规模较小，因此实验中引入了迁移学习的思想以提升分类准确率。为了验证迁移学
习在 FrSwin 模型中的贡献度，本节在不使用迁移学习的情况下对四个不同尺寸的模型分别

进行了消融实验。在 Dataset-Sakar 和 Dataset-CPPDD 两个数据集上的消融实验结果分别如表 6-4 和表 6-5 所示。

表 6-4　不同模型在 Dataset-Sakar 上的消融实验结果

模型	TL	0.1	0.3	0.5	0.7	0.9
FrSwin-T	√	95.78%	96.15%	94.86%	93.21%	95.96%
	×	96.63%	93.25%	93.80%	93.25%	92.70%
FrSwin-S	√	95.41%	95.78%	95.60%	94.56%	95.60%
	×	95.45%	95.25%	95.60%	89.72%	92.84%
FrSwin-B	√	96.70%	96.88%	96.33%	96.70%	95.78%
	×	95.70%	95.88%	91.74%	93.21%	93.03%
FrSwin-L	√	97.43%	96.51%	97.80%	97.61%	97.25%
	×	95.96%	93.76%	84.77%	81.47%	84.77%

表 6-5　不同模型在 Dataset-CPPDD 上的消融实验结果

模型	TL	0.1	0.3	0.5	0.7	0.9
FrSwin-T	√	95.83%	98.06%	97.63%	97.67%	98.75%
	×	95.58%	94.68%	94.7%	97.4%	97.79%
FrSwin-S	√	95.98%	96.5%	95.57%	96.19%	97.36%
	×	89.61%	92.21%	88.54%	97.14%	96.1%
FrSwin-B	√	97.80%	97.76%	97.73%	97.24%	98.75%
	×	87.92%	82.21%	86.16%	95.19%	90.91%
FrSwin-L	√	98.19%	98.11%	97.52%	98.19%	97.93%
	×	80.65%	80.00%	73.67%	91.04%	84.81%

从表 6-4 和表 6-5 中可以看出，在两个数据集上的大多数实验结果中，使用迁移学习的分类结果优于不使用迁移学习的分类结果，少数情况出现了负迁移。可以看出，在使用迁移学习的情况下，四个模型中尺寸较大的模型表现更好；在不使用迁移学习的情况下，反而是尺寸较小的模型表现更好。这是因为不使用迁移学习时，所使用的两个帕金森病语音数据集本身的样本数据规模较小，因此在尺寸较小的 FrSwin-T 模型上的表现优于尺寸更大的 FrSwin-L 模型上的表现。而在使用迁移学习时，先在成熟的大型数据集上进行预训练，FrSwin 模型学习到了与图像识别、分类相关的知识，并迁移至分数阶语谱图数据集，使得目标数据集可以学习到更多的信息和特征，因此尺寸大的模型表现更好一些，并且可以获得更高的分类准确率。可以看出，在 Dataset-Sakar 上，FrSwin-L 模型在 0.7 阶时的分类准确率比不使用迁移学习的分类准确率提升了16.14%，在 Dataset-CPPDD 上 FrSwin-L 模型在 0.5 阶时分类准确率比不使用迁移学习的分类准确率提升了 23.85%，在两个数据集上均使分类准确率获得了有效的提升。

此外，还可以看出，除了对于提升分类准确率的影响，迁移学习在分类结果的稳定性中也具有相应的作用。在不使用迁移学习时，各个模型受阶数的影响较大，在不同阶数下的表现波动比较明显，在 Dataset-Sakar 上 FrSwin-L 模型在 0.1 阶与 0.7 阶的分类准确率相差 14.49%，在 Dataset-CPPDD 上 FrSwin-L 模型在 0.5 阶与 0.7 阶的分类准确率相差 17.37%，不同阶数下的分类性能很不稳定。而在使用迁移学习的情况下，各个模型在不同阶数下的表现虽然有细微的差异，但波动范围为 0～3%，整体较为稳定。因此，使用迁移学习不仅大大提升了分类准确率，而且使网络的性能更加稳定，验证了 FrSwin 模型在帕金森病构音障碍分类中的优异性。

6.3.4　结果分析

本章输入 FrSwin 模型进行训练的目标数据集是自生成的不同阶数下的分数阶语谱图，为了观察使用不同阶数的分数阶语谱图与普通语谱图的区别，绘制了 FrSwin 的不同模型在 Dataset-Sakar 和 Dataset-CPPDD 两个数据集上的分类准确率随阶数的变化趋势，分别如图 6-7 和图 6-8 所示。同时，为了直观地展现分数阶语谱图不同阶数下取得的最优分类准确率相较于普通语谱图的提升情况，绘制了不同数据集分数阶语谱图的最优分类准确率和普通语谱图（$p=1$）的最优分类准确率的柱形分布图，如图 6-9 所示。

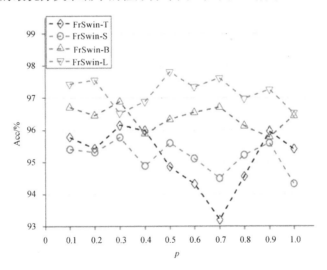

图 6-7　在 Dataset-Sakar 上随不同阶数的分类准确率变化

从图 6-7 和图 6-8 中可以看出，各个模型在不同阶数下有着不同的分类准确率。由于 FrSwin 模型稳定的性能，各个模型在不同阶数下的分类准确率没有较大的波动，整体较为平稳。但当阶数合适时，仍然可以获得优于其他阶数的分类准确率。这是由于分数阶语谱图在不同阶数下的能量分布不同，分数阶语谱图增加了附加属性，保留了振幅以外的相位信息，能量信息的分布相较普通语谱图的更加丰富，而语谱图中的能量分布情况与说话人的发声情况息息相关。帕金森病患者由于存在构音障碍，发音控制力差，其语谱图中的能量较健康者而言更为分散不连续。因此当分数阶语谱图的阶数选取合适时，语谱图中的能量分布情况更能描述相应数据集中帕金森病患者与健康者的发音差异，也更有利于 FrSwin 模型进行训练时对相应特征的学习，从而有效地提升分类准确率。从图 6-9 中可以看出，在两个数据集中，四个不同尺寸的模型在分数阶语谱图中的最优分类准确率相较普通语谱图的最优分类准确率均有明显提升，证明了本章采用分数阶语谱图作为目标图像数据集的优势。

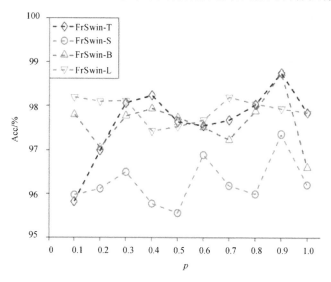

图 6-8   在 Dataset-CPPDD 上随不同阶数的分类准确率变化

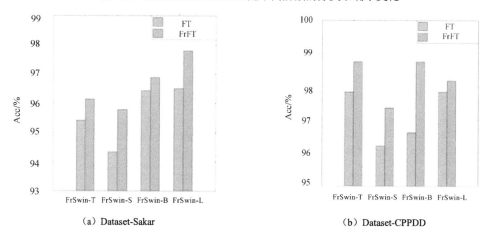

（a）Dataset-Sakar   （b）Dataset-CPPDD

图 6-9   分数阶语谱图的最优分类准确率与普通语谱图的最优分类准确率对比

6.4   本章小结

本章提出了一种基于分数阶语谱图的 FrSwin 模型用于帕金森病构音障碍研究。首先，生成语音信号在不同阶数下的分数阶语谱图作为目标数据集；其次，提出了将预训练的共享参数迁移至分数阶语谱图的实施方法，并通过微调获得最终的权重参数；然后，系统地介绍了 FrSwin 模型的基本框架、FrSwin 模型每个阶段的组成单元及基于偏移窗口的多头自

注意力计算机制，得到训练分数阶语谱图的特征表示；最后，根据迁移学习的权重参数与
FrSwin 模型提取的特征表示，计算分类准确率，并在 Dataset-Sakar 和 Dataset-CPPDD 两个
数据集上使用 FrSwin-T、FrSwin-S、FrSwin-B 和 FrSwin-L 四个不同尺寸的模型分别在不同
阶数下进行了验证。实验结果表明了迁移学习策略在分类准确率和模型稳定性上的贡献，
以及分数阶语谱图相较普通语谱图的优势，验证了 FrSwin 模型在帕金森病构音障碍分类问
题上的有效性和优异性。

第四篇

结构化分析

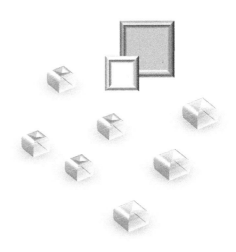

第 7 章

帕金森病语音方向共生属性拓扑的建立

7.1 引言

本章将语谱图中的方向属性和属性拓扑理论相结合提出属性拓扑结构建立方法,为后续结构化分析奠定了基础。同时,在属性拓扑的建立过程中,实现了对语音信号病理特征的描述,从而提取到丰富的帕金森病语音信息,保证了信息的完整性。

7.2 帕金森病语音方向共生属性拓扑的建立过程

帕金森病语音检测的重点在于对语音进行变换、分析和语音特征提取。本章的主要工作是实现帕金森病语音方向共生属性拓扑的建立,为后续结构化分析奠定基础。帕金森病语音方向共生属性拓扑的建立过程如图 7-1 所示。

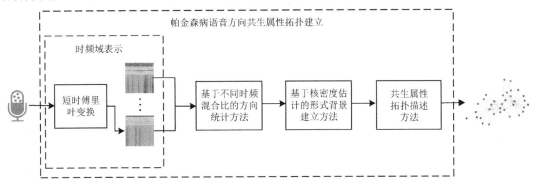

图 7-1　帕金森病语音方向共生属性拓扑的建立过程

如图 7-1 所示,在建立过程中,首先将语音经过短时傅里叶变换,得到语音的时频域表示;然后针对帕金森病语音发音不稳定,导致语谱图内能量点的方向值复杂多变这一问题,提出了基于不同时频混合比的方向统计方法,获得语谱图内更加详细的方向信息;为了加强能量点与方向之间的对应关系,提出了基于核密度估计的形式背景建立方法,为属性拓扑的建立提供基础;最后在属性拓扑的理论基础上提出共生属性拓扑描述方法,进一步描述以方向作为属性,以能量点作为对象,并包含属性对之间的共生关系的属性拓扑结构,从而完成帕金森病语音方向共生属性拓扑(Co-occurrence Direction Attribute Topology,

CDAT）的建立。帕金森病语音方向共生属性拓扑的建立实现了从帕金森病语音到属性拓扑的转换，丰富了帕金森病语音的研究方法。

7.2.1 语音时频域表示

研究指出，语音时频域表示能保留更多的高频信息，保证了信息的完整性。其过程主要经过短时傅里叶变换和伪彩色映射两个步骤。

首先，对语音进行短时傅里叶变换（Short-Time Fourier Fransform，STFT），其短时傅里叶变换可表示为

$$\text{STFT}(t,f) = \int_{-\infty}^{+\infty} x(u)w(u-t)\text{e}^{-\text{j}2\pi fu}\text{d}u \tag{7-1}$$

式中，$x(\cdot)$ 为语音信号；$w(\cdot)$ 为窗函数。为了防止频谱泄露，在窗函数的选择上，本章选择汉明窗，窗函数表示为

$$w(u)=\begin{cases} \dfrac{1}{2}\left[1-\cos(\dfrac{2\pi u}{L-1})\right] &, 0 \leqslant u \leqslant L-1 \\ 0 &, \text{其他} \end{cases} \tag{7-2}$$

式中，L 为窗长。根据能量谱密度函数定义，将语音的短时傅里叶变换进行乘积，可得到语音信号的能量谱，函数关系可表示为

$$P(t,f) = \left|\text{STFT}(t,f)\right|^2 \tag{7-3}$$

为了更好地展示语音的时频化结果，将能量谱的值通过伪彩色映射，可视化为三维语谱图形式。图 7-2 所示为帕金森病患者与健康者的语音时域波形及可视化后的三维语谱图形式的对比结果图，其展示了帕金森病患者与健康者之间的区别。

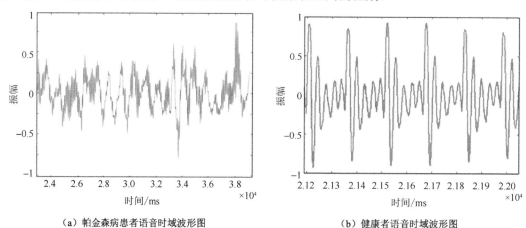

（a）帕金森病患者语音时域波形图　　　　　（b）健康者语音时域波形图

图 7-2　帕金森病患者与健康者的语音时域波形及可视化后的三维语谱图形式的对比结果图

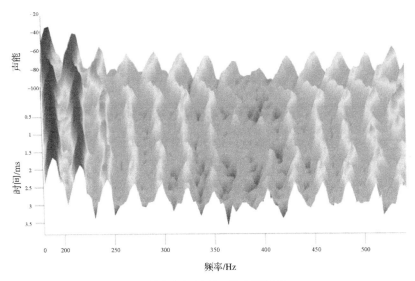

（c）帕金森病患者的三维语谱图形式

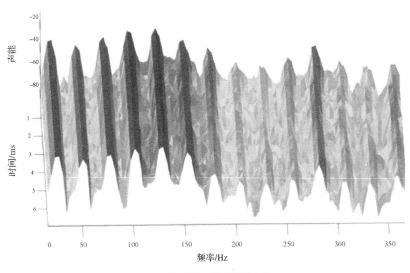

（d）健康者的三维语谱图形式

图 7-2 帕金森病患者与健康者的语音时域波形及可视化后的三维语谱图形式的对比结果图（续）

由图 7-2 可得，帕金森病患者的语谱图形式与健康者的语谱图形式直观地表示了帕金森病患者与健康者之间的不同。通过语谱图的直观对比，语谱图中呈现弯曲沟壑的部位是区分帕金森病患者与健康者的关键，反映了帕金森病患者发音抖动、控制力差的病理特点。

7.2.2 基于不同时频混合比的方向统计方法

根据帕金森病的病理表现及图 7-2 的结果反馈，帕金森病对患者的声带和面部肌肉会造成影响，导致发音过程中控制力下降和声音震颤。经声学分析，表现为高振幅微扰、高基频微扰、低谐信噪比、低基频现象。语谱图部分位置上表现为沟壑现象，帕金森病语音信号表现为音颤，从而导致信息丢失。为了解决信息统计不完整的局限性，本章提出基于不同时频混合比的方向统计方法，提取到完整语音信息。

首先，语谱图 $P(t,f)$ 表示在时刻 t 和频率 f 下的能量值，将整个语谱图进行滑窗处理，可表示为

$$P(t,f)=\left[P_1(t,f),P_2(t,f),\cdots,P_n(t,f)\right] \tag{7-4}$$

式中，n 为语谱图中子区域窗口的数量，由语谱图的横向滑窗参数与纵向滑窗参数的乘积决定。$P_i(t,f)$ 代表语谱图的第 i 个子区域滑窗。

假设语谱图内任意子区域窗口 $P_i(t,f)$ 下的任意一个能量点的方向为 $l=(\cos\alpha,\cos\beta)$。其中 $\cos\alpha=\dfrac{\Delta t}{\sqrt{\Delta t^2+\Delta f^2}}$，$\cos\beta=\dfrac{\Delta f}{\sqrt{\Delta t^2+\Delta f^2}}$，$\Delta t$ 为时间变化量，Δf 为频率变化量。$\dfrac{\partial P_i(t_0,f_0)}{\partial t}$，$\dfrac{\partial P_i(t_0,f_0)}{\partial f}$ 分别为在子区域窗口下的混合域内的能量点 (t_0,f_0) 处的时间变化率和频率变化率。该能量点随不同方向的变化率计算可以表示为

$$\frac{\partial P_i(t_0,f_0)}{\partial l}=\lim_{\rho\to0}\frac{P(t_0+\Delta t,f_0+\Delta f)-P(t_0,f_0)}{\rho} \tag{7-5}$$

式中，$\rho=\sqrt{\Delta t^2+\Delta f^2}$。由方向导数存在的充分条件可知，子区域内任意能量点 $P_i(t_0,f_0)$ 沿 l 方向的方向导数可表示为

$$\frac{\partial P_i(t,f)}{\partial l}=\frac{\partial P_i(t_0,f_0)}{\partial t}\cos\alpha+\frac{\partial P_i(t_0,f_0)}{\partial f}\cos\beta \tag{7-6}$$

同时，由方向导数的存在定理及 $P_i(t,f)$ 在点 (t_0,f_0) 处是可微分的，那么函数在该点沿任意方向的方向导数均存在，则式（7-6）可转化为

$$\frac{\partial P_i(t,f)}{\partial l}=\frac{\partial P_i(t_0,f_0)}{\partial t}\cos\varphi+\frac{\partial P_i(t_0,f_0)}{\partial f}\sin\varphi \tag{7-7}$$

式中，φ 为坐标轴到方向 l 的夹角，是由时间变化量 Δt 和时频变化量 $\sqrt{\Delta t^2+\Delta f^2}$ 共同决定的。

因此，不同时频域混合比的方向统计方法明确了混合域内的 $\dfrac{\partial P_i(t_0,f_0)}{\partial l}$ 与 φ 的函数关系，反映了传递过程中的速率和方向统计之间的动态关系变化。为了更好地阐述方法，图 7-3 展示了子区域的速率与方向统计图解示意图及速率和方向统计函数关系示意图。

由图 7-3 可以看出，基于不同时频混合比的方向统计可以提取到能量点任意位置的速率信息和方向值信息，包括对语谱图上的弯曲沟壑处的信息统计，保证区域内的信息统计更加完善。

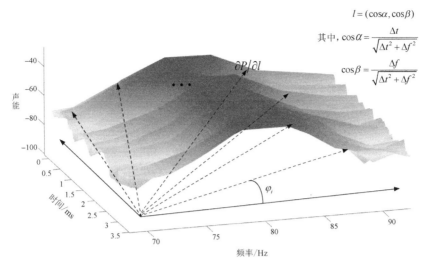

（a）子区域的速率与方向统计图解示意图

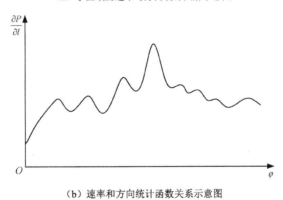

（b）速率和方向统计函数关系示意图

图 7-3　语音方向信息统计示意图

7.2.3　基于核密度估计的形式背景建立方法

将形式背景 $K=(G,M,I)$ 作为形式概念分析的数据表示基础。其中，G 表示所有对象的集合，M 表示对象所含有的所有属性的集合，$I \in G \times M$ 表示对象与属性之间的关系。在患者发音的过程中，信号会伴随着发声器官的振动频率的变化而变化，这导致在经过方向统计后，使得每一个能量点具有多个方向值，对分析造成影响。为了更好地表达方向值与能量点之间的关系，本章构造了基于核密度估计的形式背景建立方法。

设语谱图内任意一个子区域窗口由 d 个能量点组成，能量点的序号分别为 $g_1,g_2,g_3,\cdots,g_d$。其中，第 i 个对象所含有的属性为 ψ_i。因此，形式背景中的属性集合 M 可表示为所有对象所含有属性的并集，对象集合 $G=\{g_1,g_2,g_3,\cdots,g_d\}$，简写成 $G=\{1,2,3,\cdots,d\}$。假设第 i 个对象中包含属性 ψ_j，则对象与属性之间存在相应的关联关系为 $g_i I \psi_j$。通过此对应关系，可将窗口内的能量点与提取到的方向统计数据转换为形式背

景 $K=(G,M,I)$ 表示。

为了更好地表达形式背景中对象与属性之间的关系，对得到的各子区域的时频混合比下的速率与方向值分布进行核密度估计，得到速率与方向的近似分布函数。其中，$\frac{\partial p}{\partial l_1},\frac{\partial p}{\partial l_2},\cdots,\frac{\partial p}{\partial l_{a_r}}$ 为满足独立同分布的 $\frac{\partial P}{\partial l}$ 里的 a_r 个样本点，$\varphi_1,\varphi_2,\cdots,\varphi_{a_f}$ 为独立同分布 φ 里的 a_f 个样本点，则其概率密度函数分布表示为

$$f_h\left(\frac{\partial p}{\partial l}\right)=\frac{1}{a_r h}\sum_{i=1}^{a_r}k_{el}\left(\frac{\frac{\partial p}{\partial l}-\frac{\partial p}{\partial l_i}}{h}\right) \tag{7-8}$$

$$f_h(\varphi)=\frac{1}{a_f h}\sum_{i=1}^{a_f}k_{el}\left(\frac{\varphi-\varphi_i}{h}\right) \tag{7-9}$$

式中，a_r 为子区域窗口内取得所有速率的数量；a_f 为子区域窗口内取得所有方向值的数量。$h>0$ 为一个平滑系数，称为带宽，由数据自适应取得。$k_{el}(\cdot)$ 为核函数。本章选择高斯核函数，可表示为

$$k_{el}(x)=\frac{1}{\sqrt{2\pi}}\exp\left(-\frac{x^2}{2}\right) \tag{7-10}$$

式中，x 为待估计的数据。

通过速率和方向的概率密度函数可反向得出方向 φ 值的期望 $E(\varphi)$ 和方差 σ。然后根据期望和方差确定典型方向区间 $\left[E(\varphi)-\frac{\sigma}{\sqrt{a_f}},E(\varphi)+\frac{\sigma}{\sqrt{a_f}}\right]$。同时，规定 ψ 为所有方向的值域被等间隔大小量化后的方向区间，且当 ψ_j 属于典型方向区间内时，方向区间与能量点的对应关系可表示为

$$g_i I\psi_j=\begin{cases}1, & \psi_j\in\left[E(\varphi)-\frac{\sigma}{\sqrt{a_f}},E(\varphi)+\frac{\sigma}{\sqrt{a_f}}\right]\\0, & \text{其他}\end{cases} \tag{7-11}$$

式中，$j=1,2,3,\cdots,b$（b 为等方向量化间隔 ψ 的数量）。

通过式（7-8）～式（7-11）确定了区域内每个能量点与自身方向所属的方向区间的对应关系。表 7-1 展示了一个形式背景例子。由表 7-1 可得，形式背景中 $G=\{1,2,3,4,5,6,7,8\}$，$M=\{\psi_1,\psi_2,\psi_3,\psi_4,\psi_5,\psi_6,\psi_7,\psi_8\}$。其中，$G$ 为区域内 8 个能量点的对象集合，M 为对象所对应的方向值的值域等间隔大小量化后的 8 个方向区间的属性集合。表 7-1 说明了基于核密度估计的形式背景建立能够加强语谱图内的能量点与等间隔大小量化后的方向区间对应关系的描述，并能够实现区域内语音信息的规范表示和统计。

表 7-1　形式背景例子

对象	ψ_1	ψ_2	ψ_3	ψ_4	ψ_5	ψ_6	ψ_7	ψ_8
1	1					1		
2	1					1	1	
3	1	1				1	1	
4		1				1	1	1
5	1		1		1			
6	1	1			1			
7		1	1	1				
8		1	1		1			

7.2.4　共生属性拓扑描述方法

属性拓扑作为形式概念分析中的一种可视化表示方法,可以挖掘形式背景的深层知识。属性拓扑以属性为节点,把属性对之间直接的关联关系作为相对应属性节点之间边的权值,并结合图论的思想,以图的形式展示出来。其中,属性拓扑与形式背景呈一一对应关系。为了更好地表示 7.2.3 节中基于核密度估计建立的形式背景中方向区间与能量点之间的关联关系,本章提出了一种共生属性拓扑(Co-occurrence Attribute Topology,CAT)的描述方法,描述表达如下。

共生属性拓扑以形式背景中的属性值为核心。对语谱图内任意一个子区域的形式背景 $K=(G,M,I)$ 来说, $\forall \psi_i,\psi_j \in M$ 和 $\psi_i \neq \psi_j$,形式背景的 CAT 表示成 $CAT=(V,\mathbf{Edge})$,其中, $V=M$, $\mathbf{Edge}$ 为属性对之间边上的共生强度矩阵,则

$$\mathbf{Edge}_w\left(\psi_i,\psi_j\right)=\begin{cases} 0, & g\left(\psi_i\right)\cap g\left(\psi_j\right)=\varnothing \text{或} g\left(\psi_i\right)\subset g\left(\psi_j\right) \\ \#\left[g\left(\psi_i\right)\cap g\left(\psi_j\right)\right], & \text{其他} \end{cases} \tag{7-12}$$

式中, $\#$ 表示两个属性对集合中的元素数量; $w=1,2,\cdots,n$ (n 为语谱图内子区域的窗口数量); $i,j=1,2,\cdots,b$ (b 为等方向量化间隔 ψ 的数量)。

由于属性可以任意排序。若 $i=j$ 则属性 ψ_i 和属性 ψ_j 无法组成属性对,此时关系可表示为

$$\mathbf{Edge}_w\left(\psi_i,\psi_i\right)=\#\left[g\left(\psi_i\right)\right] \tag{7-13}$$

式中, $\mathbf{Edge}_w$ 表示第 w 个子区域内的方向区间作为属性对之间的共现关系,即二者同时存在的强度关系。

对于表 7-1 给出的单个个体内的方向信息与能量点建立的形式背景中的 $V=\{\psi_1,\psi_2,\psi_3,\psi_4,\psi_5,\psi_7,\psi_8\}$,其对应的共生属性拓扑下的关于节点属性对之间的共生强度矩阵为

$$\mathbf{Edge} = \begin{bmatrix} 5 & 2 & 2 & 0 & 2 & 3 & 2 & 0 \\ 2 & 5 & 3 & 1 & 2 & 2 & 2 & 1 \\ 2 & 3 & 4 & 1 & 3 & 0 & 0 & 0 \\ 0 & 0 & 0 & 1 & 0 & 0 & 0 & 0 \\ 2 & 2 & 0 & 0 & 3 & 0 & 0 & 0 \\ 3 & 2 & 0 & 0 & 0 & 4 & 3 & 1 \\ 2 & 2 & 0 & 0 & 0 & 0 & 3 & 1 \\ 0 & 0 & 0 & 0 & 0 & 0 & 0 & 1 \end{bmatrix}$$

为了表示的简洁性，作图时暂不考虑其节点对自身的影响问题。图 7-4 所示为表 7-1 所对应的方向共生属性拓扑展示图。

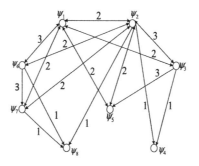

图 7-4　表 7-1 所对应的方向共生属性拓扑展示图

通过方向共生属性拓扑可以清楚地阐述节点之间边的方向，以及属性对之间的共生强度关系。图 7-5 和图 7-6 分别为健康者语音下的方向共生属性拓扑展示图和帕金森病患者语音下的方向共生属性拓扑展示图。

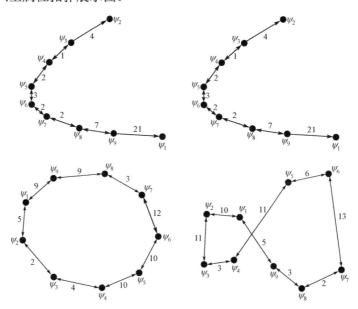

图 7-5　健康者语音下的方向共生属性拓扑展示图

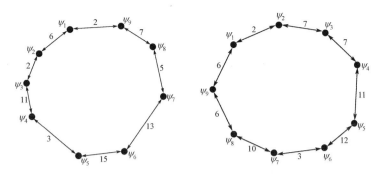

图 7-5 健康者语音下的方向共生属性拓扑展示图(续)

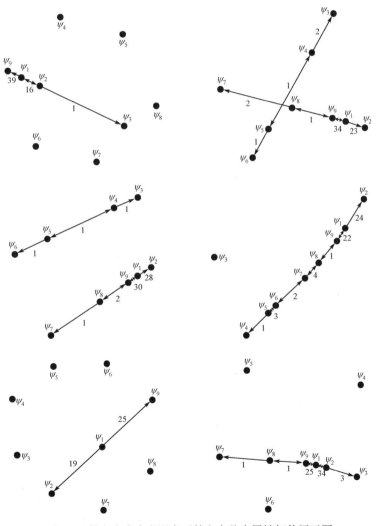

图 7-6 帕金森病患者语音下的方向共生属性拓扑展示图

在帕金森病患者语音发音过程中,随着时间的变化和病情的影响,患者语音发音时的频率会发生杂乱、无规律、不平稳的变化,而通过对语音时频域内的方向值进行统计可以直观地表达语音的变化情况。当方向节点之间的关系连续时,表明语音前后耦合关系强、发音控制力强、语音发音平缓且声能平均。当部分方向节点之间存在明显断连时，表明耦合关系弱、发音控制力弱，当前发音频率与前一时刻频率发生较大幅度的变化，从而导致声能不规律分布。因此，语音中的方向属性反映了语音发音过程中的频率变化情况、发音控制情况及声能的分布情况。而方向共生属性拓扑是描述具有某种位置关系的两个方向间的联合分布的属性拓扑结构，通过建立的方向共生属性拓扑分析语音的结构关系，为帕金森病患者语音的形式结构分析建立基础。

由图 7-5 和图 7-6 可得，健康者的方向共生属性拓扑结构呈环状或结构单一，且节点间多为双向关系。帕金森病患者的方向共生属性拓扑结构中的节点多为离散且节点关系无规律。这种现象与帕金森病患者的发音有关，患者发音频率不稳定、变化明显，部分方向节点之间不存在影响关系。健康者发音稳定且平稳，前后关系紧密，方向节点之间均存在影响关系。因此，方向共生属性拓扑描述了帕金森病患者与健康者之间的区别。

7.3 本章小结

本章主要描述了帕金森病语音方向共生属性拓扑的建立过程。为了将帕金森病语音内的信息完整、全面地提取，我们根据帕金森病语音病理特点提出了时频域表示、基于不同时频混合比的方向统计方法、基于核密度估计的形式背景建立方法及方向共生属性拓扑描述方法，成功建立了方向共生属性拓扑结构，实现了帕金森病语音信号到方向共生属性拓扑结构的转换过程。

第 8 章

基于方向共生属性拓扑的结构特征提取

8.1 方向结构统计分析

帕金森病患者语音作为一种便捷的载体，蕴涵着大量的帕金森病信息。通过第 7 章建立的方向共生属性拓扑可知，帕金森病患者与健康者之间的属性拓扑结构具有明显不同的结构特点，而该结构特点恰好反映了帕金森病患者语音的病理发音情况，可以用于帕金森病患者语音分类研究。

在进行方向结构统计分析时，根据属性拓扑中的节点之间的连接情况会形成相应的连通分量。再对形成的连通分量进行相应的数量统计，其数值恰好可以反映属性拓扑结构的特性。经过分析可得，属性拓扑结构中形成的连通分量，反映了帕金森病患者发音离散的情况。若属性拓扑结构中的连通分量数量较多，则表明在属性拓扑中进行属性对之间边的关系描述时，对应属性对所含有的能量点集合之间互为等价或互斥关系，这说明能量点所对应的方向所属的方向区间相同或完全不同，反映了能量点的声能和语音发音在相邻短时间内变化频繁且明显，从而表明无法控制语音发音过程。反之，当属性拓扑结构中的连通分量数量较少时，表明属性对之间边的关系存在连接关系，说明属性对所含有的能量点集合之间不存在互斥关系，能量点所对应的方向所属的方向区间不同，反映了语音发音前后变化明显，对语音发音可控。因此，通过对属性拓扑进行连通分量计算，从而获得属性拓扑的结构统计特性，完成对帕金森病的分析。

8.2 特征提取

帕金森病患者语音多表现为音颤、发音气息紊乱及发音控制力差，导致语音中的方向发生多次变化，节点之间的连接关系变化频繁，从而导致帕金森病患者语音的属性拓扑结构发生变化。通过对属性拓扑结构进行连通分量计算，获得连通分量数量，作为属性拓扑的整体结构特征，从而完成语音方向共生属性拓扑的结构特征（Structure Features-Co-occurrence Direction Attribute Topology，SF-CDAT）统计，展开对帕金森病的诊断分析。图 8-1 所示为对语谱图中的子区域建立的方向共生属性拓扑进行 SF-CDAT 提取示意图。

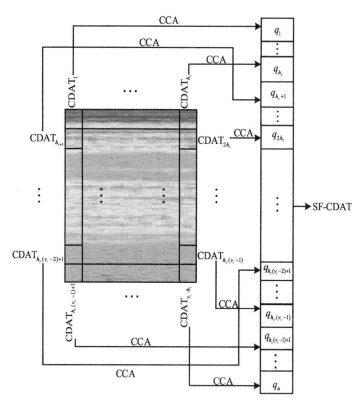

图 8-1　对语谱图中的子区域建立的方向共生属性拓扑进行 SF-CDAT 提取示意图

为了更好地表示特征，在对语谱图进行滑窗处理时，设置横向滑窗、纵向滑窗的参数分别为 h_z、v_c。其中，滑窗大小由参数 b 决定，h_z 为向下取语谱图横向长度/b 的最大正整数，v_c 为向下取语谱图纵向长度/b 的最大正整数。图 8-1 形象地描述了对语谱图所有的子区域建立的属性拓扑进行 SF-CDAT 统计的过程。其中，q 值反映了属性拓扑的结构特性。

为了更好地统计属性拓扑的结构特性，本章针对属性拓扑结构，提出了连通分量算法（Connected Component Algorithm，CCA）。同时，为了方便统计所有连通分量的起始节点，本章设置了一个数值参数 q，该数值参数主要通过满足条件进行数值累加，实现连通分量数量统计。其中，在对每个子区域建立的属性拓扑结构进行连通分量计算时，将 q 的起始值设为 1。连通分量算法的具体过程如算法 8-1 所示。

算法 8-1　连通分量算法的具体过程

输入：方向共生属性拓扑 $\mathrm{CAT} = (V, \mathrm{Edge})$，$\forall m_i \in V$，$q = 1$

输出：计算后的起始节点状态及 q 值

Step 1：将方向共生属性拓扑 $\mathrm{CAT} = (V, \mathrm{Edge})$ 中的所有节点标记为"未被访问"状态，转至 Step 2。

Step 2：遍历与起始节点最近的相邻节点状态，同时将起始节点状态修改为"已访问"，计算 $q+1$，转至 Step 3。

Step 3：将起始节点进栈，并转至 Step 4。

Step 4：当栈不为空时执行以下步骤。

　　①取当前栈中的栈顶节点。

　　②若取到的栈顶节点的状态为"未被访问"，则选择一个节点输出，计算 $q+1$，并转至 Step 2。

　　③将此节点状态修改为"已访问"，并将该节点进栈，转至 Step3；否则，将该节点退栈，并转至 Step 2。

Step 5：当栈为空时，算法结束。

结束：所有节点已被访问

　　根据算法 8-1 可知，访问完起始节点后，取当前栈的栈顶节点。当栈顶节点没被访问时，意味着该节点与起始节点并没有直接或间接的连接关系，同时该栈顶节点是未被访问连通分量结构中的一个新起始节点，则 q 值的变化可表示为

$$q = \begin{cases} q, & \text{当前分量的栈顶节点不是起始节点} \\ q+1, & \text{当前分量的栈顶节点是起始节点} \end{cases} \tag{8-1}$$

式中，数值参数 q 反映了当前窗口区域下的节点之间的连接情况、属性拓扑结构特点。其中，q 值的大小与属性拓扑结构中的节点数量有关，取值范围为 $1 \leqslant q \leqslant b$。当 q 值越大时，表示该属性拓扑结构中的节点离散程度越重。当 q 值越小时，表示该属性拓扑结构呈整体化，节点分散少。

　　最后，对属性拓扑结构提取到的结构特征用 F_{SF} 表示。其中，F_{SF} 与 q 值之间的关系可表示为

$$F_{SF} = [q_1, q_2, q_3, \cdots, q_n] \tag{8-2}$$

式中，n 为语谱图中子区域的窗口数量；q_i 为语谱图上第 i 个子区域对应的属性拓扑结构的 SF-CDAT。SF-CDAT 旨在通过描述语音内各个子区域上的属性拓扑结构的结构特征来完成对帕金森病患者的患病情况分析。

8.3　特征降维

　　由式（7-11）可得，方向共生属性拓扑的描述方法会导致特征矩阵表现为稀疏特性。因此对特征进行降维，可以在提高方法整体性能的同时，实现关键特征的选择。为了解决特征中的优化问题，对特征进行分解和选择，实现特征降维。具体变换关系可表示为

$$F\lambda = \lambda v \tag{8-3}$$

$$\lambda = [\lambda_1, \lambda_2, \cdots, \lambda_P] \tag{8-4}$$

$$v = [v_1, v_2, \cdots, v_P] \tag{8-5}$$

式中，F 为特征提取方法所提取到的特征矩阵；λ 为特征值；v 为特征值 λ 所对应的特征向量。计算保留原始特征的信息比重，选择出新的特征子集，可表示为

$$\frac{\sum_{i=1}^{s} \lambda_i}{\sum_{i=1}^{P} \lambda_i} \geqslant k \tag{8-6}$$

$$F_{\text{optimal}} = \sum_{i=0}^{s} v_i^{\text{T}} F \tag{8-7}$$

式中，F_{optimal} 为特征的最佳子集；k 为所选子特征占原始特征信息的比重；s 为满足该比重下的特征向量数量，且 $s < P$。

8.4　SF-CDAT 实验

8.4.1　SF-CDAT 实验设置

在分类实验中选择了 SVM 和 KNN 两种不同的分类器。为了获得 SVM 和 KNN 的最优参数，并降低操作成本，采用网格搜索方案确定分类器参数。其中，在 SVM 中，为了将数据进行高维度的映射，同时避免因为映射的维度过高，导致泛化能力差，出现过拟合，核函数选择 linear 函数和 RBF 函数，gamma 选择 0.001、0.01、0.02、0.03。为了对分类严格要求，降低错误率，参数 C 的变化范围为 $1 \leqslant C \leqslant 7$。在 KNN 中，为了降低对样本的预测错误概率，同时减少噪声影响，避免类别之间的界限变得模糊，将 KNN 中关于邻居数量参数的变化范围设为 1～15。通过实验的进行，SVM 和 KNN 在实验过程中自动寻找最优参数值。另外，语谱图划分的子区域数量 n 是由语谱图的滑窗大小、横向和纵向滑窗参数共同决定的。实验中特征降维中的参数 k 由人为设置，目的是找到实验的最优分类准确率。关于 b 值的设定，经过反复实验及考虑到特征维度和特征矩阵的稀疏度问题，当 $b=9$ 时，实验性能和特征维度及特征稀疏度问题最为匹配。同时，根据 Little 等人实验的结论，实验中选择 10 折交叉验证法，验证本章方法的性能和模型的通用性。

8.4.2　SF-CDAT 实验结果

在测试集上比较四组数值实验：所有特征和样本用于 Dataset-CPPDD，以及所有特征和样本用于 Dataset-Sakar，分别验证方法在不同数据集上的通用性；在 Dataset-CPPDD 上和在 Dataset-Sakar 上进行特征选择和降维数据，分别验证加入特征降维方法是否能进一步提高方法的实验性能。

8.4.2.1　在 Dataset-CPPDD 上对所有特征和样本进行交叉验证实验

在本节实验设定下,主要测试在 Dataset-CPPDD 上的 SF-CDAT 的实验性能。通过 SVM 和 KNN 对在 Dataset-CPPDD 上提取到的所有 SF-CDAT 进行学习训练,实验结果如表 8-1 所示。

表 8-1　在 Dataset-CPPDD 上对所有 SF-CDAT 和样本进行交叉验证

分类器	验证方法	Acc	Sen	Spe	Pre	F1
SVM	10 折交叉	87.83%	89.01%	78.75%	82.65%	85.71%
KNN	10 折交叉	85.19%	80.22%	82.50%	83.91%	82.02%

在本实验中,既不对样本进行选择,也不对特征进行选择。表 8-1 的结果表明,在对语音的 SF-CDAT 进行分类研究时,获得的最高 Acc 为 SVM 下的 87.83%。实验结果表明,通过 SF-CDAT 对 Dataset-CPPDD 内的帕金森病患者与健康者之间的区分存在不足。

8.4.2.2　在 Dataset-CPPDD 上进行特征降维并交叉验证实验

在本实验中,对在 Dataset-CPPDD 上提取到的 SF-CDAT 进行特征降维,选择新的最优特征子集。表 8-2 所示为在 Dataset-CPPDD 上进行不同实验参数的特征降维实验结果。

表 8-2　在 Dataset-CPPDD 上进行不同实验参数的特征降维实验结果

k	验证方法	分类器	Acc	Sen	Spe	Pre	F1
0.20	10 折交叉	SVM	85.34%	78.02%	85.00%	85.54%	81.61%
		KNN	86.22%	78.02%	81.25%	82.56%	80.23%
0.30	10 折交叉	SVM	85.34%	80.12%	81.25%	82.76%	80.90%
		KNN	86.22%	78.02%	85.00%	85.54%	81.61%
0.40	10 折交叉	SVM	87.98%	85.71%	82.50%	84.78%	85.25%
		KNN	87.68%	82.42%	85.00%	82.50%	84.27%
0.50	10 折交叉	SVM	89.74%	85.71%	86.25%	87.64%	86.67%
		KNN	87.83%	80.22%	90.00%	90.12%	84.88%
0.55	10 折交叉	SVM	90.91%	91.21%	86.25%	88.30%	89.73%
		KNN	87.39%	76.92%	92.50%	92.11%	83.83%
0.60	10 折交叉	SVM	90.32%	92.31%	86.25%	88.42%	90.32%
		KNN	87.68%	78.02%	88.75%	88.75%	83.04%
0.70	10 折交叉	SVM	89.74%	93.41%	82.50%	85.86%	89.47%
		KNN	87.68%	83.52%	88.75%	82.50%	86.36%
0.80	10 折交叉	SVM	89.00%	85.71%	77.50%	81.25%	83.42%
		KNN	87.68%	75.82%	90.00%	89.61%	82.14%
0.89	10 折交叉	SVM	88.56%	89.01%	77.50%	81.82%	85.26%
		KNN	85.92%	76.92%	87.50%	87.50%	81.87%
0.90	10 折交叉	SVM	88.27%	89.01%	77.50%	81.82%	85.26%
		KNN	86.51%	76.92%	87.50%	87.50%	81.87%

续表

k	验证方法	分类器	Acc	Sen	Spe	Pre	F1
0.95	10 折交叉	SVM	87.68%	89.01%	77.50%	81.82%	85.26%
		KNN	86.22%	79.12%	85.00%	85.71%	82.29%
0.99	10 折交叉	SVM	87.83%	89.01%	78.75%	82.65%	85.71%
		KNN	85.19%	87.32%	85.00%	86.05%	83.16%

由表 8-2 可得，在 SVM 中，当 $k = 0.55$ 时，即当采用含有全部原始特征的 55%信息下的特征子集进行实验时，达到了 90.91%的最高 Acc。在 KNN 中，当采用含有全部原始特征的 50%信息的特征子集进行实验时，即 $k = 0.50$ 时，达到了 87.83%的最高 Acc，实现了帕金森病的分类研究。

为了更加直观方便地观察 SF-CDAT 在 Dataset-CPPDD 上的 Acc 趋势，将表 8-1 和表 8-2 的部分内容整理成图 8-2 展示。通过图 8-2 可得，虽然对特征进行降维后实验性能得到了提升，但 SF-CDAT 在 Dataset-CPPDD 上获得的 Acc 大部分低于 90%。这表明，通过结构特性分析对于帕金森病患者与健康者之间并没有很明显的区分度，导致分类效果不佳。

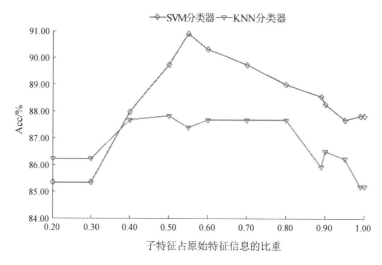

图 8-2　在 Dataset-CPPDD 上的 Acc

8.4.2.3　在 Dataset-Sakar 上对所有特征和样本进行交叉验证实验

本节实验中采用与 8.4.2.1 节相同的实验方法。表 8-3 列出了 SF-CDAT 在 Dataset-Sakar 上的实验结果。由表 8-3 可以看出，在 SVM 下，SF-CDAT 的 Acc 为 86.62%，在 KNN 下，SF-CDAT 的 Acc 为 83.47%，分类结果均低于表 8-1 中的在 Dataset-CPPDD 上的分类结果。

表 8-3　在 Dataset-Sakar 上对所有 SF-CDAT 和样本进行交叉验证

分类器	验证方法	Acc	Sen	Spe	Pre	F1
SVM	10 折交叉	86.62%	84.48%	88.41%	85.97%	85.22%
KNN	10 折交叉	83.47%	87.93%	79.71%	78.46%	82.93%

通过比较表 8-1 和表 8-3 的结果可得，SF-CDAT 在不同语音数据集上具有通用性，可以实现对不同母语发音的诊断，但实验精度有限，有待提高。同时，8.4.2.1 节和本节实验目的除验证方法的通用性外，还与采用特征降维的实验形成对比。

8.4.2.4　在 Dataset-Sakar 上进行特征降维并交叉验证实验

本节实验采用与 8.4.2.2 节相同的实验方法，在 Dataset-Sakar 上进行不同实验参数的 SF-CDAT 降维及交叉验证如表 8-4 所示。在 SVM 下，当具有全部原始特征的 70%信息为最佳特征子集，即 $k = 0.70$ 进行实验时，Acc 为 89.76%；在 KNN 下，当具有全部原始特征的 60%信息为最佳特征子集，即 $k = 0.60$ 进行实验时，Acc 为 85.83%。与表 8-2 中的结果相比，表 8-4 的分类结果有所提升。通过表 8-2 和表 8-4 可证明，降维既可以实现维度降低，又可以提高实验分类性能。

表 8-4　在 Dataset-Sakar 上进行不同实验参数的 SF-CDAT 降维及交叉验证

k	验证方法	分类器	Acc	Sen	Spe	Pre	F1
0.20	10 折交叉	SVM	81.10%	91.38%	72.46%	73.61%	81.54%
		KNN	81.89%	87.93%	76.81%	76.12%	81.60%
0.30	10 折交叉	SVM	81.10%	91.38%	72.46%	73.61%	81.54%
		KNN	81.89%	87.93%	76.81%	76.12%	81.60%
0.40	10 折交叉	SVM	82.68%	93.10%	73.91%	75.00%	83.08%
		KNN	79.53%	82.76%	76.81%	75.00%	78.69%
0.50	10 折交叉	SVM	86.61%	94.83%	79.71%	79.71%	86.61%
		KNN	80.00%	82.76%	76.81%	75.00%	78.69%
0.55	10 折交叉	SVM	82.68%	89.66%	76.81%	76.47%	82.54%
		KNN	84.25%	89.66%	79.71%	78.79%	83.87%
0.60	10 折交叉	SVM	86.61%	94.83%	79.71%	79.71%	86.61%
		KNN	85.83%	89.66%	82.61%	81.25%	85.25%
0.70	10 折交叉	SVM	89.76%	91.38%	88.41%	86.89%	89.08%
		KNN	84.26%	86.21%	82.61%	80.65%	83.33%
0.80	10 折交叉	SVM	85.04%	89.66%	81.16%	80.00%	84.55%
		KNN	85.03%	87.93%	82.61%	80.95%	84.30%
0.89	10 折交叉	SVM	88.12%	87.93%	84.06%	82.26%	85.00%
		KNN	83.46%	86.21%	81.16%	79.37%	82.64%
0.90	10 折交叉	SVM	87.13%	86.21%	86.96%	84.75%	85.47%
		KNN	84.25%	86.21%	86.21%	80.65%	83.33%
0.95	10 折交叉	SVM	85.83%	84.48%	86.96%	84.48%	84.48%
		KNN	85.04%	89.66%	81.16%	80.00%	84.55%
0.99	10 折交叉	SVM	85.83%	82.76%	88.41%	85.71%	84.21%
		KNN	81.10%	84.48%	78.26%	76.56%	80.33%

为了更加直观地了解 Dataset-Sakar 上的 Acc，图 8-3 展示了表 8-3 和表 8-4 中的 SF-CDAT

的 Acc 趋势结果图。

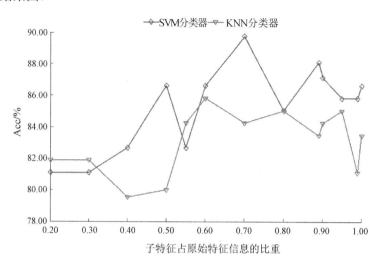

图 8-3   在 Dataset-Sakar 上的 Acc

由表 8-1～表 8-4 及图 8-2 和图 8-3 可知，在 Dataset-CPPDD 上，最高 Acc 为 90.91%。在 Dataset-Sakar 上，最高 Acc 为 89.76%。同时，不管是在 Dataset-CPPDD 上还是在 Dataset-Sakar 上，SVM 的分类效果均高于 KNN 的分类效果。这是因为 q 数值变化范围小，帕金森病患者与健康者的 SF-CDAT 有较多的重合点和相同点，导致特征在低维空间并不能充分区分，需要将特征映射到高维寻找更适合的分类界限。

为了进一步说明 SF-CDAT 和模型的性能，表 8-5 展示了不同 k 值（不同特征子集）实验对应的模型 AUC 值。可以看出，Dataset-CPPDD 上的 AUC 最大值为 0.92，Dataset-Sakar 上的 AUC 最大值为 0.92。所以，两个不同数据集上的模型泛化能力相似。

表 8-5   SVM 分类器下两个数据集上不同 k 值实验对应的模型 AUC 值

k	0.20	0.30	0.40	0.50	0.55	0.60	0.70	0.80	0.89	0.90	0.95	0.99	1.00
Dataset-CPPDD	0.84	0.83	0.84	0.92	0.91	0.91	0.90	0.87	0.86	0.88	0.87	0.86	0.86
Dataset-Sakar	0.84	0.81	0.82	0.84	0.83	0.88	0.92	0.92	0.89	0.87	0.86	0.87	0.89

8.5   本章小结

本章首先介绍了方向结构特性统计的意义，引出了 SF-CDAT 提取方法；接着，介绍了属性拓扑结构上的深度优先搜索方案，通过计算当前栈的栈顶节点的状态及设计数值参数 q，完成了 SF-CDAT 统计；然后，介绍实验中的特征降维方案及两个不同的数据集和模型的评价指标；最后，利用 SVM 和 KNN 对提取的 SF-CDAT 分类结果进行分析，验证原始全部特征实验和经由特征降维后的实验下的实验性能，表明 SF-CDAT 的有效性，以及降维对实验方法的效果。

第9章

基于方向共生属性拓扑的时频特征提取

9.1 引言

时频特征统计分析是语音信号领域的一个研究热点，通过对语音信号的时频分析，拓宽了对帕金森病患者语音的进一步认识，从而有效地识别和获取信息。在帕金森病患者语音采集过程中，为了避免语音出现明显的变化和噪声影响，采集过程中要求发音平稳、环境低噪。但因受病情影响，患者的发音频率随着采集时间的影响而不断变化。通过语音的时域角度和频域角度对建立的属性拓扑进行时频特性分析，并提取特征，可以获取语音属性拓扑上的时频特性信息。因此，本章从语音的时域角度和频域角度，分别对帕金森病患者语音方向共生属性拓扑进行关注频域信息下的频域特征提取、关注时域信息下的时域特征提取。研究关注不同信息下的特征对帕金森病的影响，从而获得帕金森病患者语音中影响疾病判断分析的深度发现。图 9-1 所示为方向共生属性拓扑上的时频统计特征分析示意图。

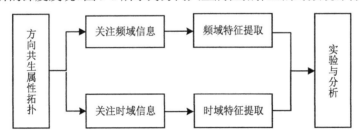

图 9-1 方向共生属性拓扑上的时频统计特征分析示意图

在图 9-1 中，首先对语谱图中每个子区域建立的方向共生属性拓扑分别关注频域信息、时域信息得到频域特征和时域特征。然后根据属性拓扑的描述矩阵可知，特征矩阵呈稀疏性且维度相对较大。因此，对得到的特征进行降维，并进行实验与分析，从而完成对属性拓扑的时频分析。

9.2 频域特征统计分析

9.2.1 特征提取

本节主要通过对语音建立的方向共生属性拓扑进行关注频域信息的频域特征提取，分析并讨论其对帕金森病患者语音分类研究的影响。因此，本节通过对语音的频域信息分析，得到基于方向共生属性拓扑的关注频域信息下的频域特征（Frequency Domain Features-Co-occurrence Direction Attribute Topology，FF-CDAT）提取方法。图 9-2 所示为对语谱图中的子区域建立的方向共生属性拓扑进行 FF-CDAT 提取示意图。

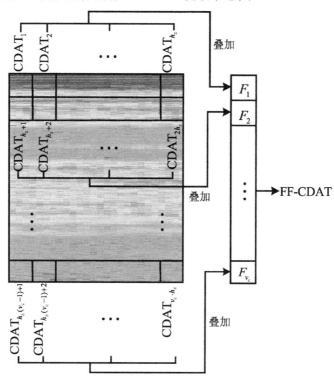

图 9-2 对语谱图中的子区域建立的方向共生属性拓扑进行 FF-CDAT 提取示意图

为了保证特征提取操作范围一致，同样对语谱图进行滑窗处理，其中，滑窗大小及横向滑窗参数 h_z、纵向滑窗参数 v_c 的取值方式均和前文中保持一致。图 9-2 展示了在语谱图上建立的属性拓扑进行关注特定频率宽度范围下的 FF-CDAT 提取过程。因此，FF-CDAT 与语谱图内每个窗口下的属性拓扑的描述矩阵之间的关系由 FF_i 建立联系。其中，FF_i 由以下关系组成：

$$\mathrm{FF}_i = \sum_{w=h_z(i-1)+1}^{h_z \cdot i} \boldsymbol{F}_w \tag{9-1}$$

式中，$i = 1, 2, \cdots, v_c$。$\boldsymbol{F}_w$ 可表示为

$$\boldsymbol{F}_w = \begin{bmatrix} \mathbf{Edge}_w(m_1, m_1) & \cdots & \mathbf{Edge}_w(m_1, m_b) \\ \vdots & & \vdots \\ \mathbf{Edge}_w(m_b, m_1) & \cdots & \mathbf{Edge}_w(m_b, m_b) \end{bmatrix} \tag{9-2}$$

式中，$w = 1, 2, \cdots, n$，$n = h_z \cdot v_c$，n 为语谱图子区域窗口数量；$\boldsymbol{F}_w$ 为语谱图内第 w 个子区域上的方向共生属性拓扑的描述矩阵，反映了属性拓扑的节点信息和节点之间边的信息。

Edge$_w$的定义如式（7-12）和式（7-13）所示。

最后，将统计后的矩阵进行排布，得到属性拓扑结构下的频域总特征 $\boldsymbol{F}_{FF}$，其对应关系可表示为

$$\boldsymbol{F}_{FF} = [FF_1, FF_2, FF_3, \cdots, FF_{v_c}]^T \tag{9-3}$$

FF-CDAT 旨在通过统计方向共生属性拓扑上的频域特征来分析帕金森病患者的患病情况。在提取 FF-CDAT 时，将相同频域范围下的属性拓扑描述矩阵进行叠加。所以，FF-CDAT 反映了帕金森病患者语音中的频率变化特性，同时通过对 FF-CDAT 进行实验分析，可以验证只通过关注帕金森病患者语音中的频域信息是否可以完成帕金森病患者语音的分类。

9.2.2 FF–CDAT 实验及分析

9.2.2.1 实验设置

本节实验采用了第 8 章中的特征降维方法及第 3 章中提到的两个数据集、交叉验证方法、SVM 和 KNN 分类器，以及各评价指标。关于分类器和实验的超参数设置均与 8.4.1 节提到的参数设置相同。

9.2.2.2 实验结果及分析

在本节实验设定下，通过 SVM 和 KNN 分类器对在 Dataset-CPPDD 和 Dataset-Sakar 上提取到的 FF-CDAT 进行学习和训练。其中，表 9-1 所示为在 Dataset-CPPDD 上对所有 FF-CDAT 和样本进行交叉验证。由表 9-1 可知，在 Dataset-CPPDD 上的所有 FF-CDAT 的最高 Acc 为 91.91%，表明仅关注属性拓扑频域信息的 FF-CDAT 可以实现帕金森病患者的语音分类。

表 9-1　在 Dataset-CPPDD 上对所有 FF-CDAT 和样本进行交叉验证

分类器	验证方法	Acc	Sen	Spe	Pre	F1
SVM	10 折交叉	90.15%	91.51%	89.75%	90.51%	91.51%
KNN	10 折交叉	91.91%	90.41%	94.75%	94.84%	93.05%

表 9-2 所示为在 Dataset-CPPDD 上进行不同实验参数的 FF-CDAT 降维及交叉验证。由表 9-2 可得，在经过不同实验参数的实验下，获得的最高 Acc 为 91.91%，与表 9-1 的最高 Acc 相同。实验说明，经过特征降维后，选择出的新特征子集所包含的信息与原始特征所传达的特征信息相同。随着降维的进行，特征信息比例不断降低，导致实验效果降低。

表 9-2　在 Dataset-CPPDD 上进行不同实验参数的 FF-CDAT 降维及交叉验证

k	验证方法	分类器	Acc	Sen	Spe	Pre	F1
0.20	10 折交叉	SVM	72.02%	67.33%	78.50%	78.05%	72.74%
		KNN	73.19%	67.33%	81.00%	80.21%	73.65%

续表

k	验证方法	分类器	Acc	Sen	Spe	Pre	F1
0.30	10 折交叉	SVM	72.02%	67.33%	78.50%	78.05%	72.74%
		KNN	73.19%	67.33%	81.00%	80.21%	73.65%
0.40	10 折交叉	SVM	79.63%	69.53%	92.25%	91.65%	79.50%
		KNN	78.46%	69.53%	89.75%	88.96%	79.48%
0.50	10 折交叉	SVM	78.46%	72.82%	86.00%	85.61%	79.14%
		KNN	83.72%	79.42%	89.75%	90.75%	84.72%
0.55	10 折交叉	SVM	80.21%	77.22%	84.75%	85.02%	81.39%
		KNN	87.81%	83.81%	93.50%	94.53%	88.86%
0.60	10 折交叉	SVM	83.13%	78.32%	89.75%	90.67%	84.06%
		KNN	87.81%	83.81%	93.50%	94.53%	88.86%
0.70	10 折交叉	SVM	85.47%	82.71%	89.75%	90.98%	86.66%
		KNN	90.74%	89.31%	93.50%	94.67%	91.92%
0.80	10 折交叉	SVM	87.23%	87.11%	88.50%	90.18%	88.62%
		KNN	91.91%	89.31%	94.32%	95.32%	93.00%
0.89	10 折交叉	SVM	88.98%	89.31%	89.75%	91.38%	90.33%
		KNN	91.32%	88.21%	90.56%	92.51%	92.40%
0.90	10 折交叉	SVM	88.40%	88.21%	89.75%	91.32%	89.74%
		KNN	91.32%	89.31%	94.75%	95.82%	92.45%
0.95	10 折交叉	SVM	90.15%	92.60%	88.50%	90.55%	91.57%
		KNN	91.91%	90.41%	94.75%	95.84%	93.05%
0.99	10 折交叉	SVM	90.15%	91.51%	89.75%	91.51%	91.51%
		KNN	91.32%	89.31%	94.75%	95.82%	92.45%

为了更加直观地观察在 Dataset-CPPDD 上的 FF-CDAT 的 Acc 趋势，将表 9-1 和表 9-2 的部分内容整理为图 9-3 进行展示。通过表 9-1、表 9-2 及图 9-3 可知，在 Dataset-CPPDD 上，SVM 在 $k = 0.95$ 时取得最高 Acc 为 90.15%，KNN 同样在 $k = 0.95$ 时，取得最高 Acc 为 91.91%。与 SVM 相比，虽然 KNN 在相同特征维度下，Acc 略有提高，但是随着 k 值的变化，分类性能并没有得到很大的提升，说明原始 FF-CDAT 矩阵内稀疏度较低，降维后的新特征所表达的信息与原始特征信息接近，同时，FF-CDAT 可以在 Dataset-CPPDD 上完成帕金森病患者的语音分类任务。

同样地，在 Dataset-Sakar 上实现表 9-1 和表 9-2 同样的实验操作和实验目的。表 9-3 为在 Dataset-Sakar 上对所有 FF-CDAT 和样本进行交叉验证。由表 9-3 可知，在 Dataset-Sakar 上获得的最高 Acc 为 95.64%，明显高于表 9-1 中的最高 Acc。通过表 9-1 和表 9-3 可知，只关注属性拓扑频率信息的 FF-CDAT 可以在不同数据集中实现帕金森病患者的语音分类。

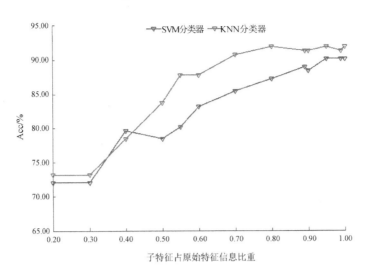

图 9-3　在 Dataset-CPPDD 上的 FF-CDAT 的 Acc 趋势

表 9-3　在 Dataset-Sakar 上对所有 FF-CDAT 和样本进行交叉验证

分类器	验证方法	Acc	Sen	Spe	Pre	F1
SVM	10 折交叉	95.64%	94.55%	96.55%	96.25%	95.39%
KNN	10 折交叉	95.64%	93.65%	96.14%	95.65%	95.21%

在 Dataset-Sakar 上对 FF-CDAT 采用同表 9-2 所示的特征处理方法，通过降维找到最高 Acc，表 9-4 所示为在 Dataset-Sakar 上进行不同实验参数下的 FF-CDAT 降维及交叉验证。

表 9-4　在 Dataset-Sakar 上进行不同实验参数下的 FF-CDAT 降维及交叉验证

k	验证方法	分类器	Acc	Sen	Spe	Pre	F1
0.60	10 折交叉	SVM	84.61%	87.66%	82.06%	80.54%	83.95%
		KNN	86.98%	85.93%	87.86%	85.93%	85.93%
0.70	10 折交叉	SVM	86.98%	87.66%	86.41%	84.67%	86.14%
		KNN	91.70%	92.83%	90.75%	89.67%	91.22%
0.80	10 折交叉	SVM	91.49%	91.83%	92.20%	91.22%	92.02%
		KNN	95.64%	94.55%	96.55%	96.25%	95.39%
0.89	10 折交叉	SVM	93.28%	96.28%	90.75%	89.94%	93.00%
		KNN	96.43%	94.55%	97.22%	97.13%	96.25%
0.90	10 折交叉	SVM	94.06%	96.28%	92.20%	91.44%	93.80%
		KNN	95.73%	94.55%	97.12%	97.13%	96.25%
0.95	10 折交叉	SVM	94.85%	96.28%	93.65%	93.00%	94.61%
		KNN	95.64%	94.55%	96.55%	96.25%	95.39%
0.99	10 折交叉	SVM	95.64%	96.28%	95.10%	94.61%	95.44%
		KNN	95.64%	94.55%	96.55%	96.25%	95.39%

为了更加直观地观察 Acc，图 9-4 所示为在 Dataset-Sakar 上的 FF-CDAT 的 Acc 趋势。通过表 9-3、表 9-4 和图 9-4 可知，在 Dataset-Sakar 上，SVM 在 $k = 0.99$ 时，取得的最高

Acc 为 95.64%，与原始特征的 Acc 一样。而 KNN 在 $k = 0.89$ 时，取得的最高 Acc 为 96.43%，与 SVM 实验结果相比，特征维度降低、Acc 上升、实验性能提升。同时，结合图 9-3，FF-CDAT 在不同数据集上具有良好的通用性。

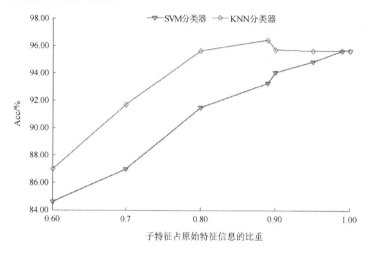

图 9-4　在 Dataset-Sakar 数据集下的 FF-CDAT 的 Acc 趋势

图 9-5 和图 9-6 展示了不同实验的 ROC 曲线图，其中包含不同 k 值实验对应的模型 AUC 值，从而表明 FF-CDAT 的性能和模型的性能。综合图 9-3～图 9-6 可知，在两个数据集上，KNN 的实验效果高于 SVM 的实验效果，这是因为 KNN 中的超参数是根据实验自动适配的，对比 SVM 来说，KNN 更容易完成分类。同时，随着实验的 k 值不断变化，特征子集在不断发生变化。当 k 值发生变化时，对应的特征子集不再变化。表明特征子集不再随着 k 值的变化而变化，此时将停止实验，导致两个数据集实验中 k 值存在不一致现象。最后，综合表 9-3～表 9-6 的其他指标结果，在只关注属性拓扑频域信息的 FF-CDAT 统计实验中，可以发现仅采用频域信息可以实现帕金森病患者的语音分类。

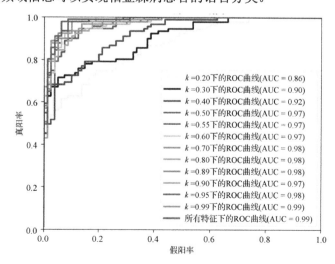

图 9-5　SVM 分类器下在 Dataset-CPPDD 上的不同 k 值对应的 ROC 曲线图

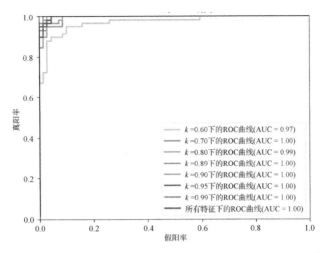

图 9-6　SVM 分类器下在 Dataset-Sakar 上的不同 k 值对应的 ROC 曲线图

9.3　时域特征统计分析

9.3.1　特征提取

根据帕金森病的临床病理表现可知，患者的发音功能因受病情影响，导致了发音时气息紊乱和音调高低难以控制，从而频率发生显著变化。本节主要通过对属性拓扑上的时域信息进行分析，得到关于基于方向共生属性拓扑下的关注时域信息的时域特征（Time Domain Features - Co-occurrence Direction Attribute Topology，TF-CDAT）统计方法，实现对帕金森病患者的语音分类。图 9-7 所示为对语谱图中的子区域建立的方向共生属性拓扑进行 TF-CDAT 提取示意图。

为了保证特征提取操作范围一致，同样对语谱图进行滑窗处理。其中，滑窗大小及横向滑窗参数 h_z、纵向滑窗参数 v_c 的取值方式均和前文中保持一致。图 9-7 表示了对语谱图中每个子区域窗口建立的属性拓扑进行关注特定时间宽度范围下的 TF-CDAT 提取过程。因此，TF-CDAT 与语谱图中每个窗口下的属性拓扑的描述矩阵之间的关系由 TF_i 建立。其中：

$$w = h_z(j-1)+i \qquad (9\text{-}4)$$

$$\mathrm{TF}_i = \sum_w \boldsymbol{F}_w \qquad (9\text{-}5)$$

式中，$i=1,2,\cdots,h_z$，$j=1,2,\cdots,v_c$，$\boldsymbol{F}_w$ 表达式如式（9-2）所示。

最后，将统计后的 TF_i 特征进行排布，得到属性拓扑下的时域总特征 $\boldsymbol{F}_{\mathrm{IF}}$，其对应关系可表示为

$$\boldsymbol{F}_{\mathrm{IF}} = [\mathrm{TF}_1,\mathrm{TF}_2,\cdots,\mathrm{TF}_{h_z}] \qquad (9\text{-}6)$$

TF-CDAT 旨在通过统计方向共生属性拓扑上的时域特征来分析帕金森病患者的患病

情况。在统计 TF-CDAT 时，将相同时域范围下的属性拓扑描述矩阵进行叠加。所以，TF-CDAT 反映了语音中的时域变化特性。通过属性拓扑的时域特性分析帕金森病患者的语音，可以验证只通过帕金森病患者语音中的时域信息是否可以完成帕金森病患者语音的分类。

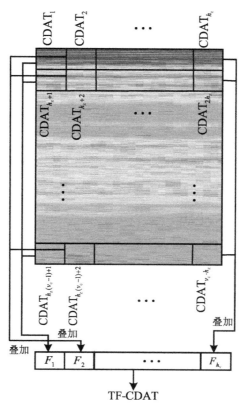

图 9-7　对语谱图中的子区域建立的方向共生属性拓扑进行 TF-CDAT 提取示意图

9.3.2　TF–CDAT 实验及分析

9.3.2.1　实验设置

为了保证实验的一致性，本节对 TF-CDAT 采用与 9.2.2 节中同样的数据集、特征降维方法、分类器选择、超参数设置、交叉验证法及实验初始值进行实验。

9.3.2.2　实验结果及分析

在本节实验设定下，通过 SVM 和 KNN 分类器对在 Dataset-CPPDD 和 Dataset-Sakar 上提取到的 TF-CDAT 进行学习和训练。表 9-5 所示为在 Dataset-CPPDD 上对所有 TF-CDAT 和样本进行交叉验证。由表 9-5 可知，在 Dataset-CPPDD 上，原始全部 TF-CDAT 获得的最高 Acc 为 KNN 分类器下的 76.61%。与 9.2 节的 FF-CDAT 方法相比，实验效果明显低于 FF-CDAT 所获得的 Acc，表明只关注时域信息不能以高 Acc 完成对帕金森病患者的语音分类。

表 9-5   在 Dataset-CPPDD 上对所有 TF-CDAT 和样本进行交叉验证

分类器	验证方法	Acc	Sen	Spe	Pre	F1
SVM	10 折交叉	65.50%	72.53%	57.50%	66.00%	69.11%
KNN	10 折交叉	76.61%	86.81%	65.00%	73.83%	79.80%

在 Dataset-CPPDD 上进行不同实验参数的 TF-CDAT 降维及交叉验证，如表 9-6 所示。实验主要通过不同实验参数实现特征维度降低，同时降低了特征的稀疏性。由表 9-6 可知，在经过不同实验参数的实验下，获得的最高 Acc 为 76.02%，低于表 9-5 中的结果，实验说明经过特征降维后，所选择的新特征子集含有的信息已经低于原始特征中所含有的信息，从而说明在 Dataset-CPPDD 上，仅关注属性拓扑时域信息不能完成对帕金森病患者的语音分类。

表 9-6   在 Dataset-CPPDD 上进行不同实验参数的 TF-CDAT 降维及交叉验证

k	验证方法	分类器	Acc	Sen	Spe	Pre	F1
0.40	10 折交叉	SVM	65.49%	78.02%	51.25%	64.55%	70.65%
		KNN	61.99%	68.13%	55.00%	63.26%	65.61%
0.50	10 折交叉	SVM	62.57%	69.23%	55.00%	63.64%	66.31%
		KNN	58.48%	57.14%	60.00%	61.90%	59.43%
0.55	10 折交叉	SVM	60.82%	65.93%	55.00%	62.50%	64.17%
		KNN	61.40%	64.84%	57.50%	63.44%	64.13%
0.60	10 折交叉	SVM	60.82%	65.93%	55.00%	62.50%	64.17%
		KNN	61.40%	64.84%	57.50%	63.44%	64.13%
0.70	10 折交叉	SVM	63.16%	68.13%	57.50%	64.58%	66.31%
		KNN	71.93%	75.82%	67.50%	72.63%	74.19%
0.80	10 折交叉	SVM	66.08%	75.82%	55.00%	65.71%	70.41%
		KNN	66.08%	71.43%	60.00%	67.01%	69.15%
0.89	10 折交叉	SVM	64.91%	71.43%	57.50%	65.66%	68.43%
		KNN	73.10%	79.12%	66.25%	72.73%	75.79%
0.90	10 折交叉	SVM	64.91%	71.43%	57.50%	65.66%	68.43%
		KNN	75.44%	83.52%	66.25%	73.79%	78.35%
0.95	10 折交叉	SVM	65.50%	70.33%	60.00%	66.67%	68.45%
		KNN	72.51%	82.42%	61.25%	70.75%	76.14%
0.99	10 折交叉	SVM	66.08%	71.43%	60.00%	67.01%	69.15%
		KNN	76.02%	85.71%	65.00%	73.58%	79.19%

为了更加直观地观察在 Dataset-CPPDD 上的 TF-CDAT 分类趋势，将表 9-5 和表 9-6 的部分内容整理成图 9-8 进行展示。通过表 9-5、表 9-6 和图 9-8 可知，在 Dataset-CPPDD 上，SVM 在 k=0.80 时，取得最高 Acc 为 66.08%。KNN 在原始特征实验下，取得最高 Acc 为 76.61%，二者 Acc 相差较大。由此分析可得，TF-CDAT 经过降维后，特征维度不断降低，新特征子集内特征信息简单，更适合 KNN 分类要求。同时，实验表明 TF-CDAT 不能实现

在 Dataset-CPPDD 上的帕金森病患者的语音分类。

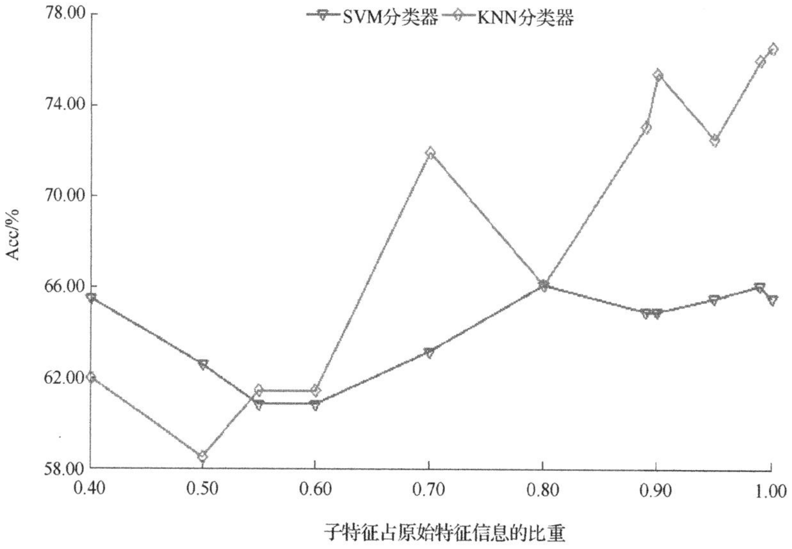

图 9-8　在 Dataset-CPPDD 上的 TF-CDAT 的 Acc 趋势

在 Dataset-Sakar 上对 TF-CDAT 进行表 9-5 和表 9-6 同样的实验操作，实现同样的实验目的。表 9-7 所示为在 Dataset-Sakar 上对所有 TF-CDAT 和样本进行交叉验证。由表 9-7 可知，在 Dataset-Sakar 上，TF-CDAT 获得的最高 Acc 为 KNN 分类器下的 71.65%，低于 TF-CDAT 在 Dataset-CPPDD 上的实验效果，实验表明只关注属性拓扑时域信息的 TF-CDAT 无法在 Dataset-Sakar 上完成帕金森病患者的语音分类。

表 9-7　在 Dataset-Sakar 上对所有 TF-CDAT 和样本进行交叉验证

分类器	验证方法	Acc	Sen	Spe	Pre	F1
SVM	10 折交叉	63.78%	56.9%	69.57%	61.11%	58.93%
KNN	10 折交叉	71.65%	65.52%	76.81%	70.37%	67.86%

表 9-8 所示为在 Dataset-Sakar 上进行不同实验参数的 TF-CDAT 降维及交叉验证。

表 9-8　在 Dataset-Sakar 上进行不同实验参数的 TF-CDAT 降维及交叉验证

k	验证方法	分类器	Acc	Sen	Spe	Pre	F1
0.60	10 折交叉	SVM	66.93%	51.72%	79.71%	68.18%	58.82%
		KNN	63.78%	55.17%	71.01%	61.54%	58.18%
0.70	10 折交叉	SVM	70.87%	51.72%	86.96%	76.92%	61.86%
		KNN	67.72%	55.17%	78.26%	68.09%	60.95%
0.80	10 折交叉	SVM	71.65%	56.90%	84.06%	75.00%	64.71%
		KNN	56.69%	58.62%	55.07%	52.31%	55.28%
0.89	10 折交叉	SVM	69.29%	55.17%	81.16%	71.11%	62.14%
		KNN	63.78%	55.17%	71.01%	61.54%	58.18%

续表

k	验证方法	分类器	Acc	Sen	Spe	Pre	F1
0.90	10 折交叉	SVM	69.29%	55.17%	81.16%	71.11%	62.14%
		KNN	66.93%	55.17%	76.81%	66.67%	60.38%
0.95	10 折交叉	SVM	66.14%	56.90%	73.91%	64.71%	60.55%
		KNN	70.08%	65.52%	73.91%	67.86%	66.67%
0.99	10 折交叉	SVM	70.08%	60.34%	78.26%	70.00%	64.81%
		KNN	71.65%	67.24%	75.36%	69.64%	68.42%

将表 9-7 和表 9-8 的部分内容整理成图 9-9 进行展示。通过表 9-7、表 9-8 和图 9-9 可知，在 Dataset-Sakar 上，SVM 在 k=0.80 时，取得了最高 Acc 为 71.65%，KNN 在 k=0.99 时，取得了最高 Acc 为 71.65%。通过表 9-5～表 9-8 可得，TF-CDAT 在两种不同数据集上获得的最高 Acc 为 76.61%，与 FF-CDAT 相比，TF-CDAT 的分类性能下降明显，这表明 TF-CDAT 无法以高 Acc 完成分类任务，不具有良好的通用性。

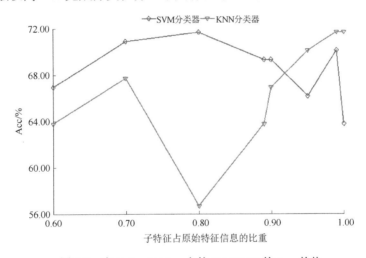

图 9-9　在 Dataset-Sakar 上的 TF-CDAT 的 Acc 趋势

为了进一步说明 TF-CDAT 的性能和模型的分类能力。图 9-10 和图 9-11 展示了不同 k 值下的 ROC 曲线图，其中包含不同 k 值实验对应的模型 AUC 值。综合表 9-5～表 9-8 中的其他实验指标，以及图 9-8～图 9-11 可得，只关注时域信息的 TF-CDAT 在实现帕金森病患者的语音分类中存在不足。分析可得，帕金森病对患者发音影响主要表现在频域的变化上，而 TF-CDAT 中缺少频域信息，无法表达帕金森病患者的发音病理特点。

综合 FF-CDAT、TF-CDAT 实验可得，只关注方向共生属性拓扑上的频域信息和时域信息，均会对帕金森病患者的语音分类造成影响。但通过本章实验的进行，可以得出只关注频域信息的特征对帕金森病患者的语音分类造成的影响最低，表明语音中的频域信息是研究帕金森病患者语音的重要数据之一，对帕金森病患者的语音分类诊断有着重要的作用。启示了在以后的帕金森病患者的语音研究中，可以着重加强分析帕金森病患者语音中频域信息的比重，实现帕金森病患者的语音分类。

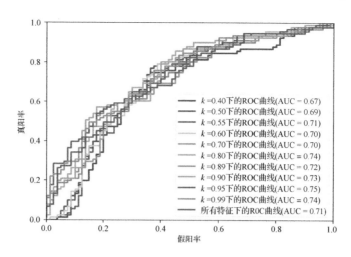

图 9-10　SVM 分类器下在 Dataset-CPPDD 上的不同 k 值对应的 ROC 曲线图

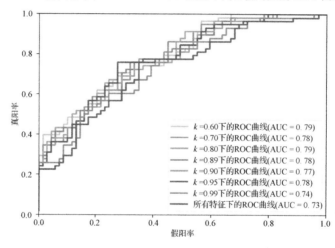

图 9-11　SVM 分类器下在 Dataset-Sakar 上的不同 k 值对应的 ROC 曲线图

9.4　本章小结

本章首先通过对方向共生属性拓扑提取时频特征分成两类，一类是关注频域信息的频域特征，另一类是关注时域信息的时域特征；然后，利用 SVM 和 KNN 分类器进行训练、测试，并通过降维选择出最优特征子集、分类器参数进行综合评估；最后，实验分析，得出在帕金森病患者语音影响分类效果的因素中频域信息影响最大。同时，明确频域信息是分析研究帕金森病患者语音的关键信息。

第 10 章

基于方向共生属性拓扑的共生特征提取

10.1　方向共生统计分析

方向共生统计分析通过分析属性拓扑结构中各个方向之间的相互影响而进行。通过对语谱图上整个属性拓扑进行共生特性分析可知，属性拓扑中节点之间关于边的共生强度关系均存在差异。当部分节点之间共生强度关系较大，且其他节点之间的共生强度关系较小或不存在时，这意味着能量点具有的方向值所对应的方向区间分布较为集中，语音的声能较为集中，在语谱图上表现为纹理沟壑深浅程度明显，呈现不同程度的角度变化。反之，当对属性拓扑进行共生特性分析时，发现属性拓扑中节点之间关于边的共生强度关系分布均匀，共生强度值变化幅度小，这意味着能量点具有的方向值所对应的方向区间分布均匀，语音发音平稳，在语谱图上表现为竖直条现象。所以，方向共生统计分析是对语音在特定方向上的相关性关系研究，通过明确语谱图内的方向共生变化情况，可以帮助了解和分析语音及语谱图上所呈现出的不同方向变化的原因。

综上所述，对方向共生属性拓扑进行方向共生统计分析研究，则方向之间的相互作用强度得以研究，反映了语谱图展示情况和帕金森病患者语音的发音特点。同时，本章提出的基于方向共生属性拓扑的共生特征提取方法是对第 9 章基于方向共生属性拓扑的时频特征提取研究的优化和升华，完善了在提取时频特征的过程中忽略了对整个语谱图的属性拓扑之间的整体信息统计分析的弊端。因此，本章从方向共生特征分析的角度对整个帕金森病患者的语音方向共生属性拓扑进行研究，准确反映帕金森病患者语音信号的变化特点。

10.2　特征提取

在对帕金森病患者的语音方向共生属性拓扑建立的过程中，提出了关于节点之间边的共生关系描述，从而得到节点之间的共生强度矩阵。因此，本章从属性拓扑结构的方向节点之间的共生特性分析入手，提出了基于方向共生属性拓扑的共生特征提取方法，完成对节点之间的相互共生关系分析及特征描述，得到语音方向共生属性拓扑的共生特征（Co-occurrence Features-Co-occurrence Direction Attribute Topology，CF-CDAT）提取方法。

　　为了进一步将帕金森病患者与健康者的 CF-CDAT 完全表示，须解决时频特征在对整体信息描述上的弊端。本章将每个子区域的属性拓扑中的方向共生强度关系进行描述以供特征统计。但在特征提取过程中，每个子区域之间的描述矩阵具有位置空间的差异。设 δ 为位置空间，$\delta=(\pm1,0)$ 为水平扫描，$\delta=(0,\pm1)$ 为垂直扫描，$\delta=(1,-1)$、$\delta=(-1,1)$ 为 45°扫描，$\delta=(1,1)$、$\delta=(-1,-1)$ 为 180°扫描。为了对第 9 章中的时频特征表示进行优化，本章以 $\delta=(\pm1,0)$ 水平扫描对整个语音上的每个子区域的方向共生强度特性描述矩阵进行统计。图 10-1 所示为对语谱图中的子区域建立的方向共生属性拓扑进行 CF-CDAT 提取示意图。

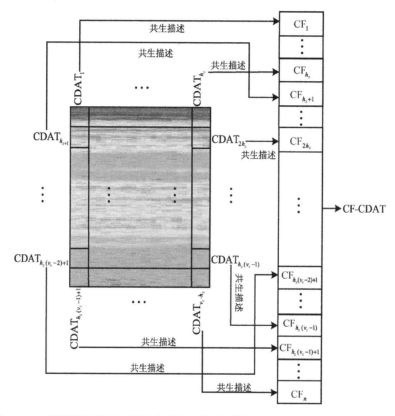

图 10-1　对语谱图中的子区域建立的方向共生属性拓扑进行 CF-CDAT 提取示意图

　　为了保证本章特征与前文特征提取操作范围一致，同样对语谱图进行滑窗处理。其中，关于滑窗大小、滑窗横向参数 h_z、纵向参数 v_c 的取值方式和大小均与前文中保持一致。由图 10-1 可知，经过在水平方向依次获取语谱图上方向共生属性拓扑的共生强度特性描述，CF-CDAT 保留了属性拓扑上时域和频域的信息，弥补了仅有时域特征时信息不完整的弊端。因此，CF-CDAT 通过对各个子区域中方向共生强度特性描述矩阵进行水平扫描串联统计表示。

　　设每个子区域的共生关系描述统计为 $\mathbf{CF}_w$，则 $\mathbf{CF}_w$ 的表达式为

$$\mathbf{CF}_w = \begin{bmatrix} \mathbf{Edge}_w(m_1,m_1) & \cdots & \mathbf{Edge}_w(m_1,m_b) \\ \vdots & & \vdots \\ \mathbf{Edge}_w(m_b,m_1) & \cdots & \mathbf{Edge}_w(m_b,m_b) \end{bmatrix} \tag{10-1}$$

式中，$w=1,2,\cdots,n$。$\mathbf{CF}_w$ 既是语谱图内第 w 个子区域属性拓扑的描述矩阵，又是属性拓扑结构中的各个节点之间的方向共生强度关系描述。

最后，将整体的 CF-CDAT 设为 F_{CF}，F_{CF} 与各个子区域的共生关系可表示为

$$F_{CF} = [\mathrm{CF}_1, \mathrm{CF}_2, \mathrm{CF}_3, \cdots, \mathrm{CF}_n] \tag{10-2}$$

式中，n 为语谱图中子区域窗口的数量。

通过式（10-1）和式（10-2）可知，CF-CDAT 反映了区域内方向之间的相互关系、声能聚集、波形波动的综合信息，是分析属性拓扑的整体模式和节点关系的关键信息，是对节点共生关系的一种专门描述方法。所以，CF-CDAT 旨在通过描述语音内各个子区域上的属性拓扑中的节点共生强度特性，从而反映语音发音情况，完成对帕金森病患者的患病情况分析。

10.3　CF–CDAT 实验

10.3.1　CF–CDAT 实验设置

为了保证所有结果之间的可比性，在本章实验中关于数据集、特征降维方法、交叉验证方法、分类器选择（分类器的超参数设置）、评价指标及实验初始值均与第 9 章中的保持一致。

10.3.2　CF–CDAT 实验结果

10.3.2.1　在 Dataset-CPPDD 上对所有特征和样本进行交叉验证实验

在本节中，对所有特征和样本没有进行任何操作。利用 SVM 和 KNN 分类器在 Dataset-CPPDD 上对提取的原始 CF-CDAT 进行分类，实验结果如表 10-1 所示。结果表明，在 Dataset-CPPDD 上获得最高 Acc 为 93.17%，可以完成帕金森病患者的语音诊断工作。

表 10-1　在 Dataset-CPPDD 上对所有 CF-CDAT 和样本进行交叉验证

分类器	验证方法	Acc	Sen	Spe	Pre	F1
SVM	10 折交叉	93.17%	91.01%	96.15%	96.31%	93.59%
KNN	10 折交叉	92.46%	89.11%	97.12%	97.22%	93.82%

10.3.2.2　在 Dataset-CPPDD 上进行特征降维并交叉验证实验

在本节中，对在 Dataset-CPPDD 上提取到的 CF-CDAT 进行特征降维。通过选取不同

的 k 值构造新的最优特征子集进行训练和学习，实验结果如表 10-2 所示。由表 10-2 可得，在 SVM 分类器下，当 $k = 0.89$ 时，帕金森病患者和健康者的 Acc 最高为 93.58%。在 KNN 分类器下，当 $k = 0.50$ 时，帕金森病患者和健康者的 Acc 为 96.08%。与表 10-1 相比，实验分类性能提升明显，同时表明原始特征稀疏特性明显，通过降维可以降低特征维度和提升性能。

表 10-2　在 Dataset-CPPDD 上进行不同实验参数下的 CF-CDAT 降维及交叉验证

k	验证方法	分类器	Acc	Sen	Spe	Pre	F1
0.20	10 折交叉	SVM	82.46%	71.43%	95.00%	94.20%	81.25%
		KNN	81.29%	71.13%	92.50%	91.55%	80.25%
0.30	10 折交叉	SVM	83.04%	75.82%	91.25%	90.79%	82.63%
		KNN	90.06%	84.62%	96.25%	96.25%	90.06%
0.40	10 折交叉	SVM	90.47%	90.31%	93.01%	93.35%	91.75%
		KNN	94.32%	93.41%	97.50%	97.70%	95.51%
0.50	10 折交叉	SVM	91.27%	91.11%	94.00%	94.45%	92.85%
		KNN	96.08%	94.51%	98.75%	99.16%	97.18%
0.55	10 折交叉	SVM	90.06%	87.91%	92.50%	93.02%	90.40%
		KNN	93.74%	91.21%	98.75%	98.81%	94.86%
0.60	10 折交叉	SVM	91.23%	90.11%	92.50%	93.18%	91.62%
		KNN	94.32%	92.31%	98.75%	98.82%	95.46%
0.70	10 折交叉	SVM	89.47%	84.62%	95.00%	95.06%	89.53%
		KNN	95.74%	90.11%	97.75%	98.76%	94.80%
0.80	10 折交叉	SVM	90.64%	85.71%	96.25%	96.30%	90.7%
		KNN	93.15%	90.11%	98.75%	98.80%	94.25%
0.89	10 折交叉	SVM	93.58%	93.11%	96.25%	96.59%	94.97%
		KNN	93.15%	89.01%	94.75%	96.66%	94.19%
0.90	10 折交叉	SVM	92.98%	90.11%	96.25%	96.47%	93.18%
		KNN	93.15%	89.01%	94.75%	96.56%	94.19%
0.95	10 折交叉	SVM	92.98%	92.31%	93.75%	94.38%	93.33%
		KNN	92.57%	87.91%	97.50%	98.56%	93.57%
0.99	10 折交叉	SVM	93.11%	91.01%	96.15%	96.32%	93.59%
		KNN	92.57%	90.11%	97.32%	97.71%	93.71%

为了更加直观地展示在 Dataset-CPPDD 上的 CF-CDAT 的 Acc 趋势，将表 10-1 和表 10-2 的部分内容整理成图 10-2 进行展示。观察表 10-2 和图 10-2 可知，当 $k>0.8$ 时，SVM 分类器下的 Acc 大多高于 KNN 分类器下的 Acc。当 $k≤0.8$ 时，SVM 分类器下的 Acc 大多低于 KNN 分类器下的 Acc。这是因为随着 k 值变小，特征子集也在不断变小，子集内的特征分布较之前的特征分布更为清晰、简单、易分，需要分类器的代价变小，KNN 分类器相对 SVM 分类器更易完成分类。

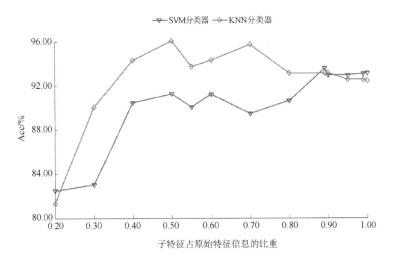

图 10-2 在 Dataset-CPPDD 上的 CF-CDAT 的 Acc 趋势

10.3.2.3 在 Dataset-Sakar 上对所有特征和样本进行交叉验证实验

本节选择与 10.3.2.1 节相同的实验方法,对 Dataset-Sakar 上的原始 CF-CDAT 不进行任何操作,实验结果如表 10-3 所示。由表 10-3 结果可知,SVM 分类器下的 Acc 为 97.63%。KNN 分类器下的 Acc 为 96.85%。两种分类器的分类效果均高于表 10-1 中的 Acc,说明汉语发音的语音比土耳其语发音的语音变化频繁,导致在 Dataset-CPPDD 上的特征比在 Dataset-Sakar 上的特征更加复杂。通过比较表 10-1 和表 10-3 中的各项实验指标,表明 CF-CDAT 在不同的语音数据集上具有良好的实验性能和通用性。

表 10-3 在 Dataset-Sakar 上对所有 CF-CDAT 和样本进行交叉验证

分类器	验证方法	Acc	Sen	Spe	Pre	F1
SVM	10 折交叉	97.63%	97.65%	98.55%	98.24%	97.39%
KNN	10 折交叉	96.85%	94.83%	98.45%	98.21%	94.49%

10.3.2.4 在 Dataset-Sakar 上进行特征选择并交叉验证实验

本节选择与 10.3.2.2 节相同的特征处理方法,对在 Dataset-Sakar 上的 CF-CDAT 进行不同实验参数下的降维处理,实验结果如表 10-4 所示。由表 10-4 可知,在 Dataset-Sakar 上,在 SVM 分类器下,在 $k = 0.55$ 时,获得最高 Acc 为 98.21%。在 KNN 分类器下,当 $k = 0.60$ 时,最高 Acc 为 97.53%。与表 10-3 相比,Acc 提高明显,特征维度降低。通过观察表 10-2 和表 10-4 结果可得,CF-CDAT 矩阵为稀疏矩阵,对特征进行降维,提高了实验性能,同时避免了过拟合。

表 10-4 在 Dataset-Sakar 上进行不同实验参数下的 CF-CDAT 降维及交叉验证

k	验证方法	分类器	Acc	Sen	Spe	Pre	F1
0.20	10 折交叉	SVM	87.19%	82.76%	92.75%	90.57%	86.49%
		KNN	87.40%	81.03%	92.55%	90.38%	85.45%

续表

k	验证方法	分类器	Acc	Sen	Spe	Pre	F1
0.30	10 折交叉	SVM	85.61%	82.76%	89.86%	87.27%	84.96%
		KNN	90.55%	91.38%	89.87%	88.33%	89.83%
0.40	10 折交叉	SVM	88.76%	89.65%	89.86%	88.14%	88.89%
		KNN	95.28%	96.55%	94.20%	93.33%	94.92%
0.50	10 折交叉	SVM	97.43%	96.55%	99.04%	99.02%	98.25%
		KNN	96.64%	97.38%	97.10%	96.61%	97.43%
0.55	10 折交叉	SVM	98.21%	98.28%	100.00%	99.58%	99.13%
		KNN	96.64%	97.28%	97.10%	96.61%	97.43%
0.60	10 折交叉	SVM	95.85%	94.83%	98.55%	98.21%	96.49%
		KNN	97.53%	98.28%	98.48%	98.55%	98.28%
0.70	10 折交叉	SVM	97.43%	98.28%	98.55%	98.28%	98.28%
		KNN	96.94%	96.55%	97.55%	98.15%	97.39%
0.80	10 折交叉	SVM	95.64%	96.55%	98.55%	98.25%	97.39%
		KNN	96.85%	94.83%	98.67%	98.27%	96.49%
0.89	10 折交叉	SVM	96.64%	96.55%	98.55%	98.25%	97.39%
		KNN	96.34%	96.50%	98.55%	98.25%	97.42%
0.90	10 折交叉	SVM	97.43%	96.55%	99.03%	99.23%	98.25%
		KNN	97.14%	96.51%	98.55%	98.25%	97.39%
0.95	10 折交叉	SVM	98.21%	98.28%	99.11%	99.29%	99.13%
		KNN	97.64%	96.54%	98.55%	98.35%	97.39%
0.99	10 折交叉	SVM	98.21%	98.28%	99.19%	99.29%	99.13%
		KNN	96.85%	94.83%	97.85%	98.21%	96.49%

另外，观察表 10-4 可得到 CF-CDAT 的另一个优点。在 SVM 分类器下，当 k=0.55 时，Acc 为 98.21%，同时，Spe 的指标值为 100%，即评价指标中的 FP 值等于零。FP 值等于零不仅表明本章方法对帕金森病患者具有准确的识别率，而且对社会和患者都有很大的积极影响。在 KNN 分类器下，虽然 Spe 值没有达到零误检率的实验效果，但 KNN 实验性能相对于 SVM 分类器的实验性能并没有明显差距，这也证明本章提取到的 CF-CDAT 对帕金森病患者和健康者之间具有明显的区分性，大大提高了帕金森病患者语音的 Acc。图 10-3 所示为在 Dataset-Sakar 上的 CF-CDAT 的 Acc 趋势。

由表 10-1～表 10-4，以及图 10-2 和图 10-3 综合对比可得，在 Dataset-CPPDD 上，SVM 分类器下的最高 Acc 为 93.58%，KNN 分类器下的最高 Acc 为 96.08%。在 Dataset-Sakar 上，SVM 分类器下的最高 Acc 为 98.21%，KNN 分类器下的最高 Acc 为 97.53%。远远高于前文提取到的结构特征和时频特征的实验结果，反映了 CF-CDAT 对帕金森病语音诊断的有效性。同时，根据 CF-CDAT 的提取过程及式（10-1）、式（10-2）可知，CF-CDAT 的统计性较强，特征维度较大，因此在实验过程中加入了降维方法，实现了维度降低，在一定程度上避免了过拟合风险。

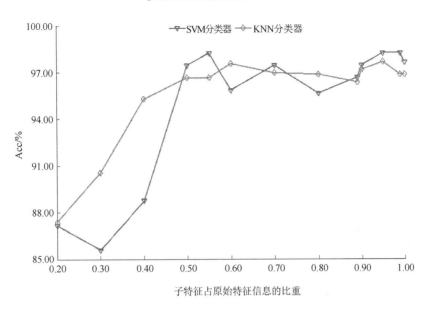

图 10-3　在 Dataset-Sakar 上的 CF-CDAT 的 Acc 趋势

为了进一步表明 CF-CDAT 在不同数据集上的性能，图 10-4 和图 10-5 展示了在不同数据集上不同 k 值对应的 ROC 曲线图，其中包含不同 k 值实验对应的模型 AUC 值。根据图 10-4 和图 10-5 可知，各个实验的 ROC 曲线均集中在"左上角"，当 ROC 曲线越靠近左上角，实验的分类准确率就越高，假阳性和假阴性的总数量最少，漏检也越少。同时，对比各个实验的 AUC 值，可以明显地看出在 Dataset-Sakar 上的整体实验性能均略高于在 Dataset-CPPDD 上的整体实验性能，说明在 Dataset-Sakar 上的 CF-CDAT 比在 Dataset-CPPDD 上的 CF-CDAT 更易区分帕金森病患者与健康者。

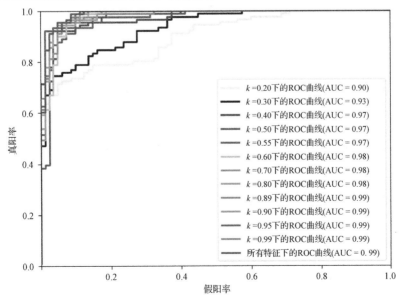

图 10-4　SVM 分类器下在 Dataset-CPPDD 上的不同 k 值对应的 ROC 曲线图

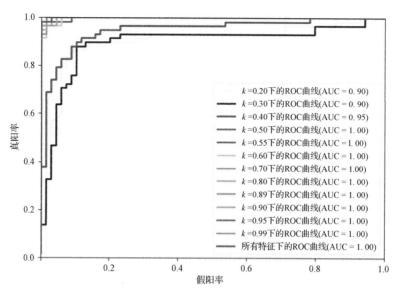

图 10-5　SVM 分类器下在 Dataset-Sakar 上的不同 k 值对应的 ROC 曲线图

10.4　本章小结

　　本章首先介绍了语音中方向共生统计分析的意义；然后描述了 CF-CDAT 作为方向共生属性拓扑上的一种新的语音特征的提取过程，并对 CF-CDAT 进行特征降维；最后通过 SVM 和 KNN 分类器在 Dataset-CPPDD 和 Dataset-Sakar 两个不同数据集上进行训练、测试及结果分析，得到四组不同的实验。实验结果表明了 CF-CDAT 在不同数据集上的有效性和采用特征降维的优势，证明了 CF-CDAT 可以有效区分帕金森病患者与健康者。

第 11 章

基于分数阶属性拓扑的声学特征提取

11.1 引言

通过声学特征提取的方法进行帕金森病患者语音分类的研究，所提取特征的区分性极大程度地决定了分类准确率。早期的传统声学特征提取，只关注单一时域或频域中的信息，缺乏对构音障碍的细节描述，存在一定的限制。近年来，越来越多的研究学者在不同的时频变换域中提取特征，获得了更加稳定的特征表示。在这方面，描述时频变换域内能量变化的特征表现出优势。与此同时，属性拓扑作为形式概念分析领域的重要表示方式，能够有效地进行数据降维与可视化描述。因此，结合分数阶语谱图对于刻画时频信息的积极作用，将分数阶语谱图中的能量信息通过属性拓扑映射至图域，并从中提取特征是一种新的研究思路。基于此，本章首先完成对构音障碍属性拓扑图的构建，通过观察属性拓扑的结构特性以提取代表性特征，并与分类器结合实现帕金森病患者语音的分类。

本章根据分数阶语谱图内的能量信息，提出了一种基于构音障碍分数阶属性拓扑（Fractional Attribute Topology，FrAT）的声学特征提取方法。基于分数阶属性拓扑构建的研究框图如图 11-1 所示。

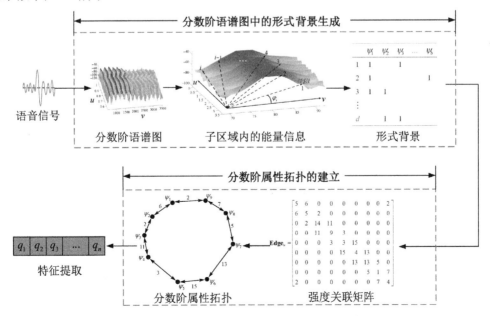

图 11-1　基于分数阶属性拓扑构建的研究框图

由图 11-1 可知，构建构音障碍的分数阶属性拓扑图分为两个主要阶段：根据分数阶语谱图中的能量变化信息生成形式背景、根据形式背景建立分数阶属性拓扑图并提取特征。其具体过程如下：首先，对构音障碍进行分数阶傅里叶变换生成不同阶数下的分数阶语谱图，并通过滑动窗口处理将分数阶语谱图划分为多个子区域；其次，计算各个子区域内能量点的方向导数，得到代表方向导数变化的方向值；然后，对方向值进行核密度估计获得其置信区间，根据置信区间与方向属性的所属关系，将能量变化信息转化为形式背景；接着，根据形式背景中能量点与方向属性之间的关联关系，生成强度关联矩阵，从而得到分数阶属性拓扑图；最后，通过观察分数阶属性拓扑图的结构特点提取连通分量特征。

11.2　分数阶语谱图内的形式背景建立

11.2.1　分数阶语谱图中的能量变化信息统计

帕金森病患者与健康者的分数阶语谱图存在显著差异，这种差异体现在分数阶语谱图中能量点方向导数的变化上。可以看出，帕金森病患者能量点的方向导数多变，而健康者能量点的方向导数平稳。上述差异表明，分数阶语谱图内的方向导数变化信息对于帕金森病患者与健康者具有区分意义。因此，对分数阶语谱图内能量点的方向导数信息进行统计，首先对所生成的 p 阶分数阶语谱图 $P_p(u,v)$ 进行滑动窗口处理：

$$P_p(u,v) = \left[P_{p1}(u,v), P_{p2}(u,v), \cdots, P_{pn}(u,v) \right] \tag{11-1}$$

式中，p 阶分数阶语谱图 $P_p(u,v)$ 代表能量点在 (u,v) 处的能量；n 表示滑动窗口处理后生成的子区域的数量；$P_{pi}(u,v)$ 表示 p 阶分数阶语谱图中的第 i 个子区域。子区域中能量点的方向导数示意图如图 11-2 所示。

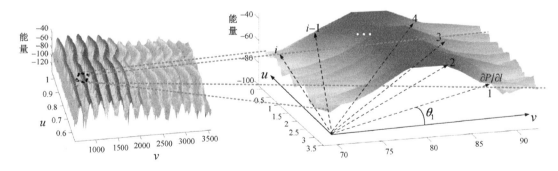

图 11-2　子区域中能量点的方向导数示意图

在子区域 $P_{pi}(u,v)$ 中，假设任一能量点 $P_{pi}(u_0,v_0)$ 的方向为 l，$l=(\cos\mu,\cos\theta)$，$\cos\mu$ 和 $\cos\theta$ 的定义如下：

$$\cos\mu = \frac{\Delta u}{\sqrt{\Delta u^2 + \Delta v^2}} \tag{11-2}$$

$$\cos\theta = \frac{\Delta v}{\sqrt{\Delta u^2 + \Delta v^2}} \tag{11-3}$$

式中，$\Delta u = u - u_0$ 代表旋转后的时间变化量；$\Delta v = v - v_0$ 代表旋转后的频率变化量。能量点 $P_{pi}(u_0, v_0)$ 在方向 l 上的导数可表示为

$$\frac{\partial P_{pi}(u_0, v_0)}{\partial l} = \lim_{l \to 0} \frac{P_p(u_0 + \Delta u, v_0 + \Delta v) - P_p(u_0, v_0)}{\sqrt{\Delta u^2 + \Delta v^2}} \tag{11-4}$$

式中，$\sqrt{\Delta u^2 + \Delta v^2}$ 表示分数阶语谱图中的时频变化量，根据方向导数存在的充分条件，式（11-4）可转化为式（11-5）：

$$\frac{\partial P_{pi}(u_0, v_0)}{\partial l} = \frac{\partial P_{pi}(u_0, v_0)}{\partial u}\cos\mu + \frac{\partial P_{pi}(u_0, v_0)}{\partial v}\cos\theta \tag{11-5}$$

式中，$\dfrac{\partial P_{pi}(u_0, v_0)}{\partial u}$、$\dfrac{\partial P_{pi}(u_0, v_0)}{\partial v}$ 分别表示该子区域中的能量点 $P_{pi}(u_0, v_0)$ 在 (u_0, v_0) 处的分数阶语谱图中的时间变化量与频率变化量。由于能量点 $P_{pi}(u_0, v_0)$ 在 (u_0, v_0) 处可微分，则由方向导数的存在定理可得，能量点 $P_{pi}(u_0, v_0)$ 在任意方向上的方向导数存在，因此式（11-5）可转化为式（11-6）：

$$\frac{\partial P_{pi}(u_0, v_0)}{\partial l} = \frac{\partial P_{pi}(u_0, v_0)}{\partial u}\cos\varphi + \frac{\partial P_{pi}(u_0, v_0)}{\partial v}\sin\varphi \tag{11-6}$$

式中，φ 表示 (u, v) 坐标轴与能量点 $P_{pi}(u_0, v_0)$ 的方向 l 的夹角，φ 的值由分数阶语谱图中的时间变化量 Δu 与时频变化量 $\sqrt{\Delta u^2 + \Delta v^2}$ 决定。

11.2.2　基于能量变化信息的形式背景建立

式（11-6）阐明了在分数阶语谱图的子区域中，能量点 $P_{pi}(u_0, v_0)$ 的方向导数与角度 φ 的函数关系。该函数关系表明，φ 反映了能量点 $P_{pi}(u_0, v_0)$ 方向导数的变化情况。在发音过程中，构音障碍随着发声器官的振动强度与肌肉控制的变化，导致分数阶语谱图内能量点方向信息的不规律变化。因此，为了实现能量方向信息的规范化，对每个能量点的方向值信息进行统计。对代表能量点方向导数信息变化情况的 φ 进行核密度估计后得到其概率密度函数：

$$f_h(\varphi) = \frac{1}{a_f h}\sum_{i=1}^{a_f} K_{el}\left(\frac{\varphi - \varphi_i}{h}\right) \tag{11-7}$$

式中，$\varphi_1, \varphi_2, \cdots, \varphi_{a_f}$ 为独立同分布 φ 里的 a_f 个样本点；a_f 为子区域窗口内获取的所有 φ 的数量；$h > 0$ 为平滑系数，由数据自适应取得。$K_{el}(\cdot)$ 是核函数，本章选择高斯核函数，其表

达式如下：

$$K_{el}(x) = \frac{1}{\sqrt{2\pi}} \exp\left(-\frac{x^2}{2}\right) \qquad (11-8)$$

式中，x 为被估计的数据。

根据 φ 的概率密度函数 $f_h(\varphi)$ 计算可得每个能量点 φ 的期望 $E(\varphi)$ 和方差 σ，进而可确定每个能量点 φ 的置信区间 $\left[E(\varphi)-\frac{\sigma}{\sqrt{a_f}}, E(\varphi)+\frac{\sigma}{\sqrt{a_f}}\right]$。

由计算所得的 φ 的期望与方差可以获得能量点 φ 的分布情况。为了强化子区域内各个能量点与其方向属性之间的对应关系并进行映射，引入形式背景的概念。形式背景是形式概念分析的数据基本表示方法，以三元组 $K=(G,M,I)$ 表示，其中 G 表示所有对象的集合，M 表示对象含有的所有属性的集合，$I \subseteq G \times M$ 表示对象与属性之间的关系，$G \times M$ 表示集合 G 与集合 M 的笛卡儿积。

将所有能量点的 φ 的值域等间隔量化，将量化后的方向区间作为所有能量点的方向属性，并以 ψ 进行表示，则能量点与其方向属性之间的关系可以根据 ψ 与 φ 的置信区间之间的关系确定：

$$g_i I \psi_j = \begin{cases} 1, & \psi_j \in \left[E(\varphi)-\frac{\sigma}{\sqrt{a_f}}, E(\varphi)+\frac{\sigma}{\sqrt{a_f}}\right] \\ 0, & \text{其他} \end{cases} \qquad (11-9)$$

式中，g_i 表示子区域窗口下的第 i 个能量点，$i=1,2,3,\cdots,d$，d 为分数阶语谱图中的子区域窗口所包含的所有能量点的数量；ψ_j 表示第 j 个能量点所含有的属性，$j=1,2,3,\cdots,b$，b 为所有能量点所含有的方向属性的数量；$g_i I \psi_j$ 表示能量点与其方向属性之间存在相应的关联关系。

根据得到的能量点与方向属性间的关联关系 $g_i I \psi_j$，可以生成对象集合为 $G=\{g_1,g_2,g_3,\cdots,g_d\}$（简写为 $G=\{1,2,3,\cdots,d\}$），属性集合为 $M=\{\psi_1,\psi_2,\psi_3,\cdots,\psi_b\}$ 的形式背景 $K=(G,M,I)$。至此，根据统计得到的方向信息，完成了将窗口内能量点与其方向属性向形式背景的转化。所建立的形式背景，以子区域窗口内的所有能量点作为对象，以能量点自身的 φ 量化后的方向区间作为属性，强化了对二者之间映射关系的描述。以一个窗口为例，所建立的形式背景如表 11-1 所示。

表 11-1 子区域下的形式背景

属 性	ψ_1	ψ_2	ψ_3	ψ_4	ψ_5	ψ_6	ψ_7	ψ_8	ψ_9
1	1					1			
2	1					1	1		1
3	1	1				1	1		
4		1				1	1	1	

属　　性	ψ_1	ψ_2	ψ_3	ψ_4	ψ_5	ψ_6	ψ_7	ψ_8	ψ_9
⋮	1		1		1				1
62	1	1	1						1
63		1	1	1					
64		1	1		1				1

表 11-1 表示对象集合为 $G=\{1,2,3,\cdots,64\}$，属性集合为 $M=\{\psi_1,\psi_2,\psi_3,\cdots,\psi_9\}$ 的形式背景实例，描述了子区域窗口内 64 个能量点与其 9 个方向属性之间的对应关系。通过子区域窗口内的能量信息向形式背景的转化，强化了各个子区域内的能量点与其方向属性间的映射表示，更加清晰简洁地表明了对象、属性及对象与属性间的关联关系，为生成属性拓扑奠定了数据基础。

11.3　基于分数阶属性拓扑的声学特征提取方法

11.3.1　分数阶属性拓扑的生成

属性拓扑是形式概念分析中的一种可视化表示形式背景的方法。属性拓扑以形式背景中的属性为核心，将属性作为节点，属性对之间直接的关联关系作为连线，相对应属性节点之间边的权值表示节点间的耦合程度，以图的形式进行展示。属性拓扑结构与形式背景呈一一对应关系，可以挖掘形式背景中的深层信息。对于生成的形式背景 $K=(G,M,I)$，$M=\{\psi_1,\psi_2,\psi_3,\cdots,\psi_b\}$，将分数阶属性拓扑的邻接矩阵表示法定义为 $\mathrm{FrAT}=(V,\mathbf{Edge})$。其中 V 表示顶点的集合，即 $V=M$；$\mathbf{Edge}$ 表示方向属性对之间边上的 b 阶邻接矩阵，矩阵中的每个元素代表从方向属性 ψ_i 指向方向属性 ψ_j 边上的权值。对于 $\forall \psi_i,\psi_j \in M$ 且 $\psi_i \neq \psi_j$，$\mathbf{Edge}$ 的计算方法如下：

$$\mathbf{Edge}_w\left(\psi_i,\psi_j\right)=\begin{cases} 0, & g\left(\psi_i\right)\cap g\left(\psi_j\right)=\varnothing 或 g\left(\psi_i\right)\subset g\left(\psi_j\right) \\ \#\left[g\left(\psi_i\right)\cap g\left(\psi_j\right)\right], & 其他 \end{cases} \tag{11-10}$$

式中，$w=1,2,\cdots,n$；$\mathbf{Edge}_w$ 表示第 w 个子区域内的方向属性对之间存在的共生强度关系；$i,j=1,2,\cdots,b$；# 表示两个属性对集合中的元素数量。

特殊地，由于方向属性对之间的无序性，当 $i=j$ 时，方向属性 ψ_i 与方向属性 ψ_j 无法组成属性对，此时将 $\mathbf{Edge}$ 表示为

$$\mathbf{Edge}_w\left(\psi_i,\psi_i\right)=\#\left[g\left(\psi_i\right)\right] \tag{11-11}$$

根据以上公式，可在形式背景的基础上得到方向属性对之间的邻接矩阵，在表 11-1 子区域中生成的形式背景基础上计算的邻接矩阵如下：

$$\mathbf{Edge}_w = \begin{bmatrix} 5 & 2 & 2 & 0 & 2 & 3 & 2 & 0 & 2 \\ 2 & 5 & 3 & 1 & 2 & 2 & 2 & 1 & 1 \\ 2 & 3 & 4 & 1 & 3 & 0 & 0 & 0 & 1 \\ 0 & 0 & 0 & 1 & 0 & 0 & 0 & 0 & 0 \\ 2 & 2 & 0 & 0 & 3 & 0 & 0 & 0 & 1 \\ 3 & 2 & 0 & 0 & 0 & 4 & 3 & 1 & 0 \\ 2 & 2 & 0 & 0 & 0 & 0 & 3 & 1 & 0 \\ 0 & 0 & 0 & 0 & 0 & 0 & 0 & 1 & 5 \\ 2 & 1 & 1 & 0 & 1 & 0 & 0 & 5 & 4 \end{bmatrix}$$

根据生成的邻接矩阵可以画出对应的分数阶属性拓扑图，表达式为

$$\mathrm{FrAT}_w = (V, \mathbf{Edge}_w) \tag{11-12}$$

式中，FrAT_w 表示第 w 个子区域生成的属性拓扑图。根据式（11-12）生成的 FrAT 如图 11-3 和图 11-4 所示。图中的节点表示能量点的方向属性，节点之间的连线表示根据形式背景计算得到的属性之间的连接关系，连线上的数值为属性对之间的权值信息，代表了属性对之间的耦合程度。从图 11-3 和图 11-4 中可以清晰地看出属性对之间的关系及耦合信息。

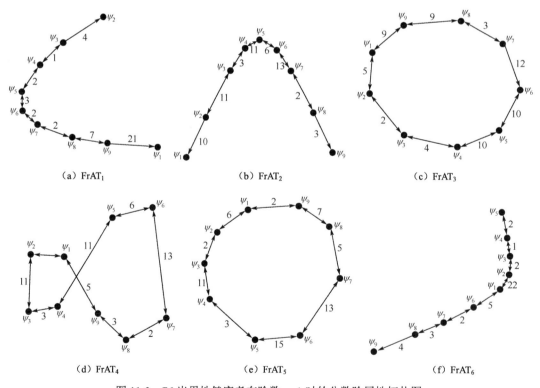

图 11-3　76 岁男性健康者在阶数 p=1 时的分数阶属性拓扑图

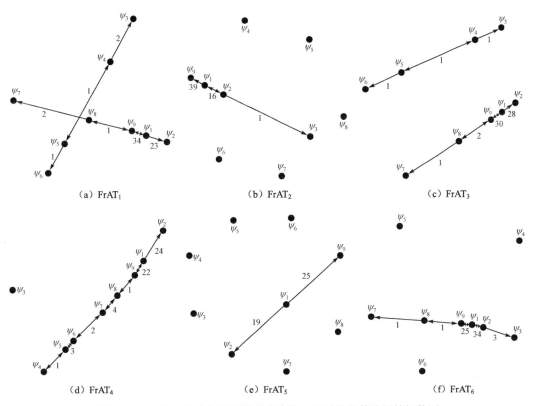

（a）FrAT₁　　　　　（b）FrAT₂　　　　　（c）FrAT₃

（d）FrAT₄　　　　　（e）FrAT₅　　　　　（f）FrAT₆

图 11-4　81 岁女性帕金森病患者在阶数 $p=1$ 时的分数阶属性拓扑图

11.3.2　分数阶属性拓扑的连通分量特征提取

11.3.2.1　分数阶属性拓扑图的结构特点分析

11.3.1 节通过构建语音信号的分数阶属性拓扑图，将语音信号在分数阶语谱图中的能量信息映射至图域，所生成的分数阶属性拓扑图蕴含着描述帕金森病患者发音特点的病理信息。从图 11-3 和图 11-4 中可以看出，帕金森病患者与健康者的语音生成的分数阶属性拓扑图具有明显的不同。帕金森病患者的分数阶属性拓扑图结构中节点之间多呈现离散、无规律的分布，这对应着帕金森病患者发音控制力差、发声时能量变化频繁且显著的特点。而健康者的分数阶属性拓扑图节点之间多为连续、成环分布的特点，这对应着健康者有着良好的发音控制能力、发音能量平稳的特性。帕金森病患者与健康者分数阶属性拓扑图中的这种结构特点的差异为采用形式结构分析的方法进行帕金森病患者语音的分类提供了可行性，这种结构差异通过连通分量的数量得以体现。

由于分数阶属性拓扑图中体现帕金森病患者发音特点的结构特性是节点间的连接情况，因此本章只关注节点间是否存在连接，而不关注连接的指向性。在图论中，若图中的边均为无序对，则称其为无向图。在无向图中，若两个节点之间存在连接的路径则称该两个节点是连通的。无向图的一个极大连通子图称为该图的一个连通分量，它反映了图的结构特性。从图 11-3 和图 11-4 中可以看出，分数阶属性拓扑图形象地描述了属性节点间的连通分布。由于帕金森病患者分数阶属性拓扑图离散的结构特点，形成的连通分量的数量较多，代表了属性对之间的连接程度低，反映了帕金森病患者发音能量分散且多变的特点。反之，由于健康者的分数阶属性拓扑图呈整体化的结构特点，形成的连通分量的数量较少，代表属性对之间的连接关系较强，反映了健康者发音控制力强、发音能量平稳的特点。

11.3.2.2 分数阶属性拓扑的连通分量特征提取方法

基于 11.3.2.1 节对分数阶属性拓扑图的详细分析，本节根据帕金森病患者与健康者分数阶属性拓扑图结构特点的差异，对分数阶属性拓扑图中形成的连通分量进行相应的数量统计，并将其作为分数阶属性拓扑的连通分量特征（Connected Component Features of Fractional Attribute Topology，CCF-FrAT），进一步描述帕金森病患者与健康者发音特点的区分特性，从而展开对帕金森病患者语音的分类分析。对分数阶语谱图中的子区域建立的分数阶属性拓扑图进行 CCF-FrAT 提取示意图如图 11-5 所示。

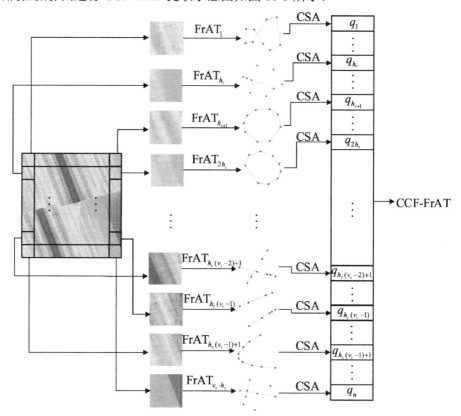

图 11-5 对分数阶语谱图中的子区域建立的分数阶属性拓扑图进行 CCF-FrAT 提取示意图

图 11-5 中，h_z 与 v_c 分别表示在对分数阶语谱图进行滑动窗口操作时所设置的横向滑窗参数与纵向滑窗参数。n 表示分数阶语谱图中所划分的子区域的数量，其数值由滑动窗口的尺寸和 h_z、v_c 共同决定。滑动窗口的尺寸由参数 b 决定。由图 11-5 可知，根据分数阶语谱

图各个子区域的能量信息在每个子区域内构建分数阶属性拓扑图，然后统计计算每个分数阶属性拓扑图的连通分量的数量，最后将所有子区域分数阶属性拓扑图的连通分量数值级联成向量，作为该语音样本的 CCF-FrAT。

为了统计 FrAT 连通分量的数量，针对 FrAT 的结构特点，提出了连通分量统计（Connected Component Statistics，CCS）算法。设置数值参数 q，以通过满足条件后的累加实现连通分量数量的统计，并将每个子区域的数值参数 q 的起始值设为 0。连通分量统计算法如算法 11-1 所示。

数值参数 q 反映了当前窗口区域下节点间的连接情况。q 值越大，表示该属性拓扑结构中的节点离散程度越重。q 值越小，表示该属性拓扑结构呈整体化，节点分散少。q 值的大小与属性拓扑结构中的节点数量有关，取值范围为 $1 \leqslant q \leqslant b$。根据 CCS 算法可得 q 的数值：

$$q_w = \mathrm{CCS}(\mathrm{FrAT}_w) \tag{11-13}$$

式中，q_w 表示分数阶语谱图中第 w 个子区域对应的连通分量的数值。用 $\boldsymbol{Q}_{\mathrm{CCF}}$ 表示对 FrAT 提取的整体结构特征，则

$$\boldsymbol{Q}_{\mathrm{CCF}} = [q_1, q_2, q_3, \cdots, q_n] \tag{11-14}$$

算法 11-1　连通分量统计算法
输入：分数阶属性拓扑图 $\mathrm{FrAT} = (V, \mathbf{Edge})$，$\forall \psi_i \in V$，$q = 0$
过程：

> for $k = \psi_1, \psi_2, \psi_3, \cdots, \psi_b$ do
>> if 起始节点未被访问 then
>>> $q = q+1$，初始化一个栈，并将该起始节点入栈
>>> while 栈非空 do
>>>> 访问栈顶节点，并将该节点记为 g
>>>> 在全局数组中将这个节点标记为已访问
>>>> 将栈顶节点出栈
>>>> 遍历 g 的所有相邻节点
>>>>> if 该节点未被访问过 then
>>>>>> 将该节点入栈
>>>>> end if
>>> end while
>> else
>>> 返回 q
>> end if

end for

　　输出：计算后的起始节点状态及 q 值

11.4　实验结果与分析

11.4.1　实验设置

11.4.1.1　分类器设置

为了表明本章所提特征对不同分类器的适用性,本章选择逻辑回归(Logistic Regression,LR)分类器、支持向量机(Support Vector Machine,SVM)分类器、随机森林(Random Forest,RF)分类器与多层感知机(Multi-Layer Perception,MLP)分类器进行测试。

LR 分类器基于线性回归的思想,决策边界为线性方程。LR 分类器使用 logistic 函数将因变量 y 的值压缩到(0, 1)区间,通过划分阈值来实现对事物的分类。其中 y 的值表示发生某件事的概率。

SVM 分类器是一种二分类、有监督的分类模型,该模型是一种定义在特征空间间隔最大的分类器,即通过最大化特征空间中类与超平面的间隔实现对高维数据的分类,其中高维向量的内积通过核函数进行表示。SVM 避免了在分类过程中局部最小值对于分类结果的影响,因此具有较强的泛化能力。实验中对于 SVM 的参数选择采用网格搜索的方案,选择 linear 函数和 rbf 函数为核函数,gamma 选择 0.001、0.01、0.02、0.03,同时将参数 C 的变化范围设置为 $1 \leqslant C \leqslant 7$,以降低分类错误率,并在实验过程中自动寻找参数 C 的最优值。

RF 分类器构建多棵决策树,使用重采样提取原始训练样本集的多个版本,并针对每个样本集在每棵决策树上进行训练和建模。最终通过建立投票机制,将所有决策树的结果结合起来进行最终分类。由于 RF 分类器所构建的决策树采用随机有放回的取样与特征选取的方式,保证了样本选取与特征选择的随机性,形成多个互相没有关联的决策树,降低了分类结果的方差,从而确保了结果的可靠性与稳定性。实验中将 RF 分类器的参数设置为 $10 \leqslant n\_estimators \leqslant 200$。

MLP 分类器是一种神经网络模型,相邻层之间具有完全连接的神经元节点。除输入节点外,每个节点都是一个具有非线性激活函数的神经元。实验在 MLP 分类器中使用两个隐藏层,并在模型中尝试在每层中设置不同数量的节点,最终将两个隐藏层中的节点数量分别设置为 30 和 20。选择 ReLu 作为激活函数,Adam 用于权重优化。

11.4.1.2　参数设置与实验方案

在特征提取阶段,根据 FrFT 的周期性与对称性,将阶数 p 的取值范围设置为 $0 \leqslant p \leqslant 1$,并以 0.1 为步长。在进行滑动窗口处理时,经过反复实验所得的最佳实验效果,将决定滑

动窗口尺寸的参数 b 的数值为9；横向滑窗参数 h_z 为向下取分数阶语谱图横向长度/b 的最大正整数，纵向滑窗参数 v_c 为向下取分数阶语谱图纵向长度/b 的最大正整数。

在分类阶段，将 CCF-FrAT 送入分类器。为了使 CCF-FrAT 更准确地描述子区域的能量变化，本章将子区域数量 n 设为898。最终不同阶数下输入分类器的特征均为898维的特征向量。

为了从不同角度验证本章所提特征的分类性能、稳定性与优异性，本章设计进行以下实验。

实验1：将 CCF-FrAT 应用于 $0 \leqslant p \leqslant 1$ 范围内，以 0.2 为步长，验证不同阶数下所提特征的分类性能。

实验2：以 0.1 为步长，在 $0 \leqslant p \leqslant 1$ 范围内自动寻找各个分类器中的最优阶数，同时验证所提特征在不同分类器下的适用性与稳定性。

11.4.2　实验结果

11.4.2.1　CCF-FrAT 在不同阶数下的分类结果

为了验证提出的 CCF-FrAT 在不同数据集中的通用性，同时观察不同阶数下提取特征的区分性能，将在不同阶数的分数阶语谱图中所提取的特征应用于 Dataset-Sakar 和 Dataset-CPPDD 中的全部语音样本，所获得的分类精度如表11-2和表11-3所示。

表 11-2　在 Dataset-Sakar 中不同阶数下 CCF-FrAT 的分类精度

p	验证方法	LR	SVM	RF	MLP
0.1	5 折交叉	92.96%±2.67%	93.60%±2.72%	94.45%±3.24%	92.96%±3.66%
	10 折交叉	95.32%±2.98%	95.53%±3.39%	96.17%±2.75%	93.40%±3.67%
	LOSO	94.67%	95.95%	96.59%	94.67%
0.3	5 折交叉	96.37%±1.84%	96.79%±2.40%	96.79%±2.58%	96.80%±0.75%
	10 折交叉	98.09%±2.92%	98.30%±2.80%	98.08%±3.33%	97.22%±2.67%
	LOSO	98.51%	98.50%	98.08%	96.95%
0.5	5 折交叉	97.86%±2.63%	97.43%±2.36%	97.43%±2.10%	97.65%±2.88%
	10 折交叉	99.36%±1.44%	98.72%±1.80%	98.72%±1.80%	98.93%±1.51%
	LOSO	99.36%	98.72%	98.72%	98.93%
0.7	5 折交叉	98.07%±2.67%	98.07%±2.20%	97.44%±2.77%	98.71%±2.33%
	10 折交叉	98.94%±2.70%	99.36%±1.44%	98.51%±2.07%	98.71%±2.32%
	LOSO	98.93%	99.36%	98.51%	99.57%
0.9	5 折交叉	97.22%±2.23%	95.50%±2.10%	95.93%±0.92%	97.00%±3.76%
	10 折交叉	98.72%±1.79%	97.65%±2.15%	98.51%±1.97%	98.08%±2.12%
	LOSO	98.50%	98.08%	98.08%	99.15%

从表11-2和表11-3可以看出，所提特征在不同阶数下有着不同的分类精度。由于本章所提的特征基于分数阶语谱图中能量点的方向导数，不同阶数下的能量分布有差异，因此

所提特征在不同阶数中的表现也有所不同。所提特征在两个不同语种数据集的大部分阶数上都具有良好的分类表现，表明本章所提方法在帕金森病患者语音分类上的有效性和不同语言环境中的适用性，可以满足不同母语的帕金森病分类。同时，所提特征在四个不同分类器中的分类精度都具有良好的表现，表明本章所提特征本身具有优异的区分性，不依赖分类器，因此具有稳定的分类性能。从表 11-2 和表 11-3 中可以看出，所提特征在 Dataset-Sakar 上各个阶数中的表现都明显优于在 Dataset-CPPDD 上各个阶段中的表现，这种差异形成的原因可能是不同语言的语言环境导致不同的发音习惯、发音强度和发音部位的使用，从而导致结果有细微的差别。

表 11-3　在 Dataset-CPPDD 中不同阶数下 CCF-FrAT 的分类精度

p	验证方法	LR	SVM	RF	MLP
0.1	5 折交叉	82.62%±2.70%	84.31%±6.37%	84.70%±6.45%	85.61%±6.73%
	10 折交叉	82.37%±6.38%	86.28%±8.55%	85.23%±7.84%	85.63%±7.79%
	LOSO	81.19%	84.69%	83.92%	84.18%
0.3	5 折交叉	89.37%±3.36%	89.76%±5.51%	91.19%±3.59%	88.72%±4.89%
	10 折交叉	88.87%±8.42%	91.07%±7.78%	91.72%±6.39%	89.52%±7.68%
	LOSO	88.59%	90.59%	90.01%	89.75%
0.5	5 折交叉	95.33%±3.09%	94.68%±5.40%	94.29%±5.14%	94.94%±3.74%
	10 折交叉	94.30%±5.22%	94.95%±5.09%	94.04%±5.47%	94.69%±5.32%
	LOSO	93.90%	92.58%	93.26%	94.81%
0.7	5 折交叉	96.11%±3.14%	95.59%±3.57%	95.98%±3.99%	96.37%±3.20%
	10 折交叉	95.60%±4.48%	95.98%±3.89%	95.33%±4.46%	96.38%±4.25%
	LOSO	95.33%	95.07%	95.07%	95.33%
0.9	5 折交叉	94.81%±2.72%	95.07%±3.57%	92.47%±4.28%	94.16%±4.48%
	10 折交叉	95.33%±3.68%	95.33%±4.12%	92.99%±5.44%	95.07%±4.27%
	LOSO	94.68%	94.83%	90.46%	93.13%

11.4.2.2　CCF-FrAT 的最优分类结果

为了更加全面地衡量本章所提取的声学特征在帕金森病构音障碍分类中的性能，给出最优分类精度所对应的特异性、灵敏性、F1 分数的指标及实现最优分类结果的阶数。在 Dataset-Sakar 和 Dataset-CPPDD 上自动寻优获得的最优分类结果分别如表 11-4 和表 11-5 所示。

表 11-4　在 Dataset-Sakar 上自动寻优获得的最优分类结果

分类器	p	验证方法	Acc	Sen	Pre	F1
LR	0.5	5 折交叉	97.86%±2.63%	96.36%±4.18%	99.56%±0.99%	97.91%±2.61%
		10 折交叉	99.36%±1.44%	99.20%±2.53%	99.60%±1.26%	99.38%±1.40%
		LOSO	99.36%	99.03%	99.51%	99.27%

续表

分类器	p	验证方法	Acc	Sen	Pre	F1
SVM	0.7	5 折交叉	98.07%±2.20%	96.36%±4.18%	99.58%±0.91%	98.11%±2.20%
		10 折交叉	99.36%±1.44%	98.80%±2.70%	99.57%±0.90%	99.38%±1.40%
		LOSO	99.36%	98.54%	99.81%	98.67%
RF	0.4	5 折交叉	98.07%±2.33%	96.76%±4.68%	99.61%±0.88%	98.11%±2.32%
		10 折交叉	98.94%±2.07%	98.40%±3.86%	99.62%±1.22%	98.96%±2.05%
		LOSO	98.93%	98.06%	99.51%	98.78%
MLP	0.7	5 折交叉	98.71%±2.33%	97.96%±4.56%	99.61%±0.88%	98.73%±2.33%
		10 折交叉	98.71%±2.32%	98.78%±2.72%	98.82%±2.68%	98.78%±2.20%
		LOSO	99.57%	99.51%	99.62%	99.56%

表 11-5　在 Dataset-CPPDD 上自动寻优获得的最优分类结果

分类器	p	验证方法	Acc	Sen	Pre	F1
LR	0.7	5 折交叉	96.11%±3.14%	95.65%±3.46%	91.72%±5.23%	93.59%±5.28%
		10 折交叉	95.60%±4.48%	95.22%±5.27%	91.73%±5.10%	93.00%±6.74%
		LOSO	95.33%	92.99%	90.45%	91.71%
SVM	0.7	5 折交叉	95.59%±3.57%	90.43%±8.22%	94.59%±5.68%	92.36%±6.26%
		10 折交叉	95.98%±3.89%	91.74%±8.56%	95.25%±8.22%	93.15%±6.41%
		LOSO	95.07%	86.92%	94.90%	90.73%
RF	0.6	5 折交叉	95.59%±2.90%	93.04%±3.86%	92.43%±5.61%	92.50%±5.25%
		10 折交叉	95.85%±4.22%	92.17%±4.87%	92.26%±5.88%	91.95%±7.17%
		LOSO	95.10%	91.12%	90.70%	90.90%
MLP	0.7	5 折交叉	96.37%±3.20%	95.65%±3.77%	92.47%±4.85%	93.95%±5.50%
		10 折交叉	96.38%±4.25%	95.22%±3.27%	93.66%±4.93%	94.13%±5.07%
		LOSO	95.33%	93.45%	90.09%	91.74%

从表 11-4 和表 11-5 中可以看出，在 Dataset-Sakar 中，MLP 分类器在 LOSO 验证方法下取得了最高 Acc 为 99.57%，在 Dataset-CPPDD 中，MLP 分类器在 10 折交叉验证方法下取得了最高 Acc 为 96.38%。与此同时，其他分类器在各个不同的分类指标上也都具有优异的表现，这表明所提特征不依赖于分类器。可以看到，大部分的最优结果在 0.7 阶时取得，这表明 0.7 阶变换后的分数阶语谱图在相同条件下更能体现帕金森病患者发音时能量变化的特点。

11.4.3　实验分析

学者们在基于语音特征的帕金森病构音障碍分类上已经做了大量研究。Jitter、Shimmer、HNR 等经典的声学特征提出较早，由于其在帕金森病研究中的限制，大量学者开始寻求更有效、更稳健的特征表示。特别是近年来，时频域中能量变化特征的提出大大提升了帕金森病构音障碍分类的精度，使基于语音特征的帕金森病构音障碍的研究受到广泛关注。为了拓展语音声学特征提取的思路，并提升分类精度，本章提出了一种基于分数阶属性拓扑的特征表示方法。首先，将语音信号进行分数域的时频表示得到其不同阶数下的分数阶语谱图；然后，将分数阶语谱图内的能量变化信息通过映射关系转化为形式背景，并根据形式背景生成属性拓扑图进行可视化表示；最后，从 FrAT 图中提取代表其结构特性的连通分量作为特征进行帕金森病构音障碍分类。

11.4.3.1 不同阶数的影响

本章所提的声学特征提取方法在分数阶语谱图中展开，为了观察不同阶数表示下的差异，绘制了在不同数据集下分类器随不同阶数的分类准确率变化图，如图 11-6 和图 11-7 所示。与此同时，为了对比分析分数阶语谱图的优势，绘制了分数阶语谱图的分类准确率与普通语谱图（$p=1$）在 5 折交叉、10 折交叉和 LOSO 验证方法下的分类准确率的柱状分布图，如图 11-8 和图 11-9 所示。

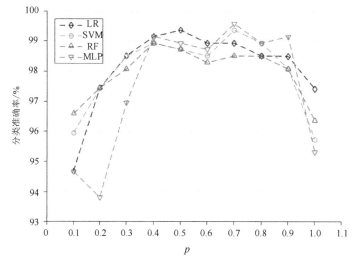

图 11-6　在 Dataset-Sakar 下分类器随不同阶数的分类准确率变化

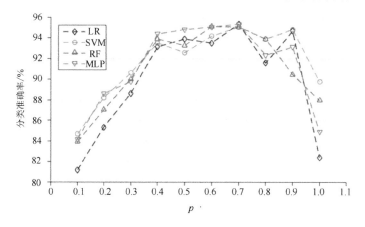

图 11-7　在 Dataset-CPPDD 下分类器随不同阶数的分类准确率变化

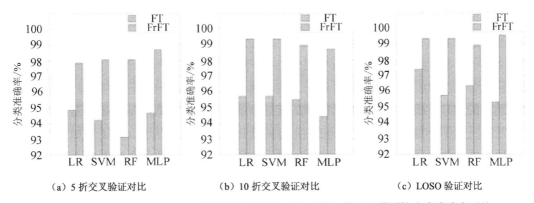

图 11-8　在 Dataset-Sakar 下分数阶语谱图的分类准确率与普通语谱图的分类准确率对比

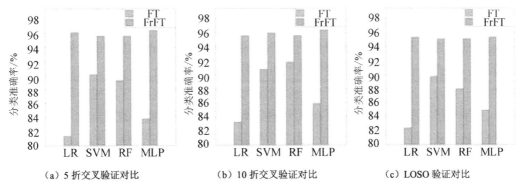

图 11-9　在 Dataset-CPPDD 下分数阶语谱图的分类准确率与普通语谱图的分类准确率对比

从图 11-6 和图 11-7 中可以看出，分类器的分类准确率随着不同阶数从 0～1 变化，总体呈现先升高后降低的趋势，大部分分类器在 p=0.7 时的分类准确率最高，这表明当选取合适的阶数时，可以有效提升分类准确率。同时，阶数为 0.7 时的分数阶语谱图，其能量分布情况更适用于描述所采用数据集的帕金森病患者的发音特点。从图 11-8 和图 11-9 中也可以看出，不论是在 Dataset-Sakar 上还是在 Dataset-CPPDD 上，在分数阶语谱图中取得的分类准确率相较于普通语谱图的分类准确率都具有明显的提升。这是由于通过传统傅里叶变换生成的语谱图只提供了对应时间和频率下的幅度信息，而分数阶语谱图由于增加了一个附加属性 α，除振幅信息外，这个新的旋转轴还保留了时间和频率对应的相位信息，因此包含更多的信息量。在不同阶数的分数阶语谱图中，能量的聚集情况也不同，本章的声学特征提取方法是针对能量的变化提出的，因此更适配于后续的方法。本章通过分数阶语谱图进行信号处理阶段的时频表示，与后续方法的融合更能针对性地表达帕金森病患者的发音特点。除此之外，还可以看到虽然不同分类器下的表现有轻微的差别，但是每个分类器都表现出了优异的性能。这表明所提特征不依赖于分类器，证明了所提特征的稳定性。

11.4.3.2　CCF-FrAT 分析

本章将形式概念分析的思路应用于声学特征提取过程中，将从分数阶语谱图中获得的能量变化信息转化为形式背景。帕金森病患者具有更为分散的发音能量，这体现在分数阶语谱图中能量点多变且无规律的方向信息上。因此，分数阶语谱图中的能量变化信息反映了帕金森病患者发音的稳定情况。形式背景则通过映射强化了这些信息中能量点与其方向属性之间的对应关系，实现了能量变化信息在子区域内的规范与统计。分数阶属性拓扑图是对形式背景的可视化表示。帕金森病患者与健康者所生成的分数阶属性拓扑图的离散程度有明显的差异。根据这种差异所提取的连通分量，体现了分数阶属性拓扑图结构上的离散特性，反映了分数阶属性拓扑图能量点方向变化之间的耦合情况。为了更加直观地观察本章所提特征的分布，绘制 CCF-FrAT 分布图与 CCF-FrAT 箱式图分别如图 11-10 和图 11-11 所示。

从图 11-10 和图 11-11 中可以看出，本章所提取的特征是高度可分的。帕金森病患者具有较差的声音控制能力，声能的分布不规则且分散多变，各个能量点的方向值之间耦合性较差，因此帕金森病患者生成的分数阶属性拓扑图结构离散程度较高，方向属性节点之间存在明显的断连。而健康者具有良好的发音控制能力，各能量点的方向值之间耦合性与关联性较强，因此健康者生成的分数阶属性拓扑图结构多呈现出连续分布。相对应地，帕金森病患者分数阶属性拓扑图的连通分量的数量大于健康者，这解释了所提特征高度可分的原因，也证明了本章所提声学特征在区分帕金森病患者与健康者中的优异性。此外，通过多个分类器与多种验证方案的结合，验证了所提取特征在分类中的稳定性。

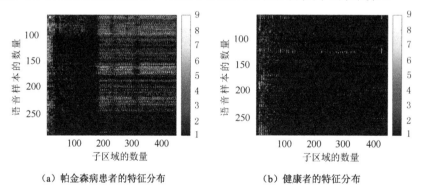

（a）帕金森病患者的特征分布　　　　　　（b）健康者的特征分布

图 11-10　CCF-FrAT 分布图

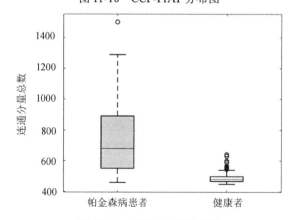

图 11-11　CCF-FrAT 箱式图

11.4.3.3　性别影响

据报道，男性比女性更容易出现帕金森病风险。因此，有必要观察性别对结果的影响。考虑到这一点，在整体数据集得到的结果之外，对男性样本与女性样本进行了单独实验。在 10.4.2.2 节中，Dataset-Sakar 和 Dataset-CPPDD 在 MLP 分类器上获得了最优结果。因此，图 11-12 和图 11-13 描绘了在 LOSO 验证方法下，不同性别的最优结果的分类准确率随阶数的变化趋势。

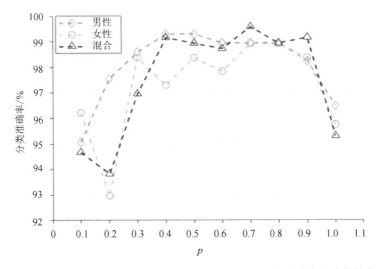

图 11-12　MLP 分类器在 Dataset-Sakar 中不同性别的分类准确率随阶数的变化趋势

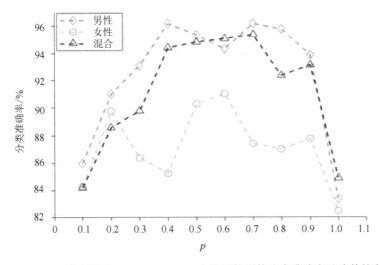

图 11-13　MLP 分类器在 Dataset-CPPDD 中不同性别的分类准确率随阶数的变化趋势

从图 11-12 和图 11-13 中可以看出，尽管不同性别的分类准确率随阶数的变化趋势与整个数据集大体一致，但性别仍然是影响分类结果的一个因素。在所有的数据集中，男性样本的分类准确率在不同的顺序上都高于女性样本的分类准确率。据报道，女性帕金森病患者在言语认知和流畅性方面优于男性帕金森病患者，这可能解释了男性帕金森病患者与健康者更容易区分的原因。Dataset-Sakar 和 Dataset-CPPDD 在不同性别的样本数量上并不完全平衡。研究性别的目的之一是更好地实现数据集中的性别平衡，以避免结果出现偏差。当性别被划分时，数据集中的受试者数量会减少。因此，当样本量足够大时，可以考虑对男性受试者与女性受试者进行单独研究。

11.5 本章小结

本章提出了语音信号分数阶属性拓扑的构建方法，并在分数阶属性拓扑的基础上提出了一种创新性的声学特征提取方法用于进行帕金森病构音障碍的分类。首先，对语音信号分数阶语谱图内能量分布的方向信息进行统计规范；其次，将不同阶数下的能量变化信息转化为以能量点为对象、方向区间为属性的形式背景；然后，根据形式背景中属性对之间的关联关系生成分数阶属性拓扑图，完成了将语音信号向图域的转化，更加精细地描述了能量的变化，强化了分数阶语谱图中的能量点与其方向属性之间的对应关系与统计，为根据分数阶属性拓扑图的特点提取特征奠定了基础；接着，统计表征 FrAT 图离散程度的连通分量作为 CCF-FrAT，所提特征利用语音信号在分数阶语谱图中的能量分布差异，扩大了能量变化信息的可辨别性。属性拓扑不仅使特征的表示更加直观，而且加强了对能量点方向属性之间的耦合描述。实验结果显示，所提特征在 Dataset-Sakar 和 Dataset-CPPDD 两个数据集上均获得了分类准确率的有效提升，且表现出稳定的性能。通过不同阶数下的实验分析、特征分布的分析，以及与其他特征的对比分析等，不仅验证了分数阶语谱图对于分析时频域中能量信息的优势，而且表明了采用形式概念分析的理念进行声学特征提取的先进性，揭示了属性拓扑理论对于描述属性间内在联系的潜力。

第 12 章

基于时间差值属性拓扑的语谱图能量特征

12.1 引言

在基于信号处理的帕金森病检测研究中，经典的声学测量特征是在单一的时域或频域上进行提取的，但该特征包含的信息不够完整。而语音信号的能量谱中包含丰富的时频信息，能够描述语音信号中所出现的不连续和突变现象。近年来，许多研究开始基于语音信号的能量谱提取更为详细的时频特征信息，其中与能量变化相关的特征表现出了良好的分类性能。但原始的能量特征维度较高，在规模较小的帕金森病数据集中易产生过拟合现象。基于属性拓扑的能量特征表示实现了特征的可视化表示与降维，但由于该特征是基于短时间窗口进行区域性统计的，因此其缺乏对能量分布的短时间动态变化表述和全局性描述。

针对现有特征在能量动态变化表述中的局限性，本章利用属性拓扑对局部时频区域中的能量信息进行统计。从时间角度出发对相邻短时间段中的属性拓扑的边权值进行作差，进而得到时间差值属性拓扑，以描述同一频率范围内的能量分布在短时间内的动态变化情况，并对时间差值属性拓扑提取连通结构特征进行分类。此外，结合不同的语谱图所提取的语音特征在帕金森病检测领域也取得了良好的表现。因此，本章将基于时间差值属性拓扑的结构特征与 TQWT 语谱图和经典语谱图相结合，以探究所提取特征在不同语谱图中的分类性能。

12.2 时间差值属性拓扑

12.2.1 方法架构

本节主要介绍基于语谱图中的能量信息建立时间差值属性拓扑的方法，并基于时间差值属性拓扑提取连通结构特征用于分类。基于时间差值属性拓扑的连通结构特征提取流程如图 12-1 所示。首先，对语谱图进行划分，得到局部时频能量子谱块，并利用属性拓扑统计子谱块中的能量变化信息；然后，依次对时域中相邻的两个子谱块所对应的属性拓扑边权值作差，并基于自适应阈值对属性拓扑的弱耦合边进行消除，从而得到时间差值属性拓扑；最后，对时间差值属性拓扑提取连通结构特征用于帕金森病构音障碍检测。

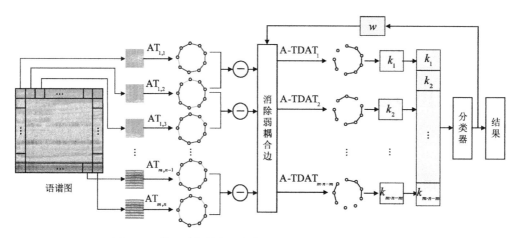

图 12-1　基于时间差值属性拓扑的连通结构特征提取流程

12.2.2　能量变化信息表示

为了描述帕金森病患者与健康者语音在能量分布中的差异，本研究对语音信号语谱图中所有能量点的能量变化信息进行统计。对于语音信号的语谱图 $E(t,f)$，能量点在各个方向的变化趋势可以通过各点的方向导数进行描述。方向导数在梯度方向上取得最大值，意味着该点的能量在此方向上的变化最为明显。因此，本研究通过计算各个能量点的梯度来描述其能量变化趋势，进行描述语谱图 $E(t,f)$ 中的能量分布情况。

对于一个二元函数 $z=f(x,y)$，假设 $f(x,y)$ 在平面 R 区域内具有连续一阶偏导数，$\forall(x_0,y_0)\in R$，该点的梯度 $\mathbf{grad}\,f(x_0,y_0)$ 可以表示为

$$\mathbf{grad}\,f(x_0,y_0)=\nabla f(x_0,y_0)=\left[\frac{\partial f}{\partial x},\frac{\partial f}{\partial y}\right] \tag{12-1}$$

其中：

$$\frac{\partial f}{\partial x}=f_x(x_0,y_0)=\lim_{\Delta x\to0}\frac{f(x_0+\Delta x,y_0)-f(x_0,y_0)}{\Delta x} \tag{12-2}$$

$$\frac{\partial f}{\partial y}=f_y(x_0,y_0)=\lim_{\Delta y\to0}\frac{f(x_0,y_0+\Delta y)-f(x_0,y_0)}{\Delta y} \tag{12-3}$$

点 (x_0,y_0) 的梯度方向 $\theta(x_0,y_0)$ 可以表示为

$$\theta(x_0,y_0)=\arctan\frac{f_y(x_0,y_0)}{f_x(x_0,y_0)} \tag{12-4}$$

而语音信号的语谱图 $E(t,f)$ 是二元离散函数，Δt 与 Δf 最小间隔均为 1，因此使用有限差分来近似计算能量点的梯度。对于语谱图中的任意能量点 (t_g,f_g)，该点的梯度信息可以表示为

$$\mathbf{grad}E(t_g,f_g)=E_t'(t_g,f_g)\boldsymbol{i}+E_f'(t_g,f_g)\boldsymbol{j} \tag{12-5}$$

式中，i 与 j 分别表示时间方向和频率方向的单位向量；$E'_t(t_g,f_g)$ 与 $E'_f(t_g,f_g)$ 分别表示 $E(t,f)$ 在点 (t_g,f_g) 处对时间和频率的偏导数。$E'_t(t_g,f_g)$ 与 $E'_f(t_g,f_g)$ 的计算公式分别可以表示为

$$E'_t(t_g,f_g) = E(t_g+1,f_g) - E(t_g,f_g) \tag{12-6}$$

$$E'_f(t_g,f_g) = E(t_g,f_g+1) - E(t_g,f_g) \tag{12-7}$$

能量点 (t_g,f_g) 的梯度幅值及梯度方向描述了能量点 (t_g,f_g) 的能量波动趋势，能量点 (t_g,f_g) 的梯度幅值和方向 $\vartheta(t_g,f_g)$ 可以计算为

$$\left|\mathbf{grad}E(t_g,f_g)\right| = \sqrt{\left|E'_t(t_g,f_g)\right|^2 + \left|E'_f(t_g,f_g)\right|^2} \tag{12-8}$$

$$\vartheta(t_g,f_g) = \arctan\left[\frac{E'_f(t_g,f_g)}{E'_t(t_g,f_g)}\right] \tag{12-9}$$

12.2.3　时间差值属性拓扑的建立

首先，对于语音信号的语谱图 $E(t,f)$，基于 12.2.2 节中的能量变化信息表示方法，对能量谱中的各个能量点计算梯度幅值及角度信息。

然后，对语谱图按照局部时频能量子谱块进行划分，每个子谱块的边长为 a 个能量点。通过以上操作，语谱图被按顺序划分成 m 行 n 列，共得到 $m\cdot n$ 个局部时频能量子谱块。经过划分后，语谱图 $E(t,f)$ 可以表示为

$$E(t,f) = \begin{bmatrix} E_{1,1}(t,f) & E_{1,2}(t,f) & \cdots & E_{1,n}(t,f) \\ E_{2,1}(t,f) & E_{2,2}(t,f) & \cdots & E_{2,n}(t,f) \\ \vdots & \vdots & & \vdots \\ E_{m,1}(t,f) & E_{m,2}(t,f) & \cdots & E_{m,n}(t,f) \end{bmatrix} \tag{12-10}$$

式中，$E_{i,j}(t,f)$ 表示第 i 行第 j 列子谱块中的能量信息。利用各能量点的梯度信息可以描述语谱图子谱块 $E_{i,j}(t,f)$ 中各点的能量波动趋势，如图 12-2 所示，每个箭头的方向和长度对应每个能量点梯度矢量的角度和幅值。

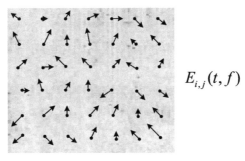

$E_{i,j}(t,f)$

图 12-2　语谱图子谱块 $E_{i,j}(t,f)$ 中的能量点梯度信息可视化表示

最后，为了对 $E_{i,j}(t,f)$ 中的各个能量点的梯度信息进行统计和直观表示，采用属性拓扑进行进一步处理，如图 12-3 所示。

将能量点的梯度角度变化区间等量划分为 D 个子区间，其中第 d（$d \leqslant D$）个角度标签 β_d 可以表示为

$$\beta_d = \frac{(d-1) \cdot \pi}{D} \tag{12-11}$$

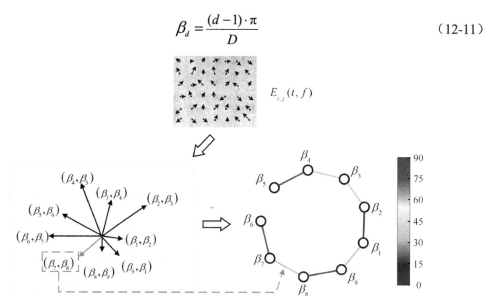

图 12-3　属性拓扑对子谱块中的能量点梯度信息的统计示意图

对于 $E_{i,j}(t,f)$ 中各个能量点的梯度信息，利用属性拓扑可以统计为

$$\mathrm{AT}_{i,j} = (V, \mathbf{Edge}_{i,j}) \tag{12-12}$$

式中，$\mathrm{AT}_{i,j}$ 用于统计能量谱 $E_{i,j}(t,f)$ 中的能量梯度信息；$V = \{\beta_1, \beta_2, \cdots, \beta_D\}$ 是 $\mathrm{AT}_{i,j}$ 的拓扑顶点集合；$\mathbf{Edge}_{i,j}$ 是 $\mathrm{AT}_{i,j}$ 中角度属性之间的耦合关系矩阵。设 $\forall \beta_p, \beta_q \in V$，$\mathbf{Edge}_{i,j}$ 的计算公式为

$$\mathbf{Edge}_{i,j}(\beta_p, \beta_q) = \begin{cases} \#\left\{(t,f) \big\| \mathbf{grad}E_{i,j}(t,f) \big| \neq 0, \vartheta(t,f) \in I\right\}, & |p-q|=1 \\ 0, & \text{其他} \end{cases} \tag{12-13}$$

式中，#表示集合中的元素个数；$I = \left[\min(\beta_p, \beta_q), \max(\beta_p, \beta_q)\right]$；$(t,f)$ 为能量谱 $E_{i,j}(t,f)$ 中的能量点。

对于两个时间相邻的能量子谱块 $E_{i,j}(t,f)$ 和 $E_{i,j+1}(t,f)$，其属性拓扑结构 $\mathrm{AT}_{i,j}$ 和 $\mathrm{AT}_{i,j+1}$ 分别表示为

$$\mathrm{AT}_{i,j} = (V, \mathbf{Edge}_{i,j}) \tag{12-14}$$

$$\mathrm{AT}_{i,j+1} = (V, \mathbf{Edge}_{i,j+1}) \tag{12-15}$$

式中，V 为 $\mathrm{AT}_{i,j}$ 与 $\mathrm{AT}_{i,j+1}$ 的拓扑顶点集合；$\mathbf{Edge}_{i,j}$ 与 $\mathbf{Edge}_{i,j+1}$ 分别表示 $\mathrm{AT}_{i,j}$ 和 $\mathrm{AT}_{i,j+1}$ 中角

度属性之间的耦合关系矩阵。对 $\mathrm{AT}_{i,j}$ 与 $\mathrm{AT}_{i,j+1}$ 中的对应拓扑边权值进行作差，得到第 $(i-1)\cdot(n-1)+j$ 个时间差值属性拓扑 $\mathrm{TDAT}_{(i-1)\cdot(n-1)+j}$：

$$\mathrm{TDAT}_{(i-1)\cdot(n-1)+j}=(V,\mathbf{Edge}_{(i-1)\cdot(n-1)+j}) \tag{12-16}$$

式中，$V=\{\beta_1,\beta_2,\cdots,\beta_D\}$ 是时间差值属性拓扑 $\mathrm{TDAT}_{(i-1)\cdot(n-1)+j}$ 的顶点集合；$\mathbf{Edge}_{(i-1)\cdot(n-1)+j}$ 是 $\mathrm{TDAT}_{(i-1)\cdot(n-1)+j}$ 的耦合关系矩阵。

设 $\forall \beta_p,\beta_q \in V$，则 $\mathbf{Edge}_{(i-1)\cdot(n-1)+j}$ 的计算公式为

$$\mathbf{Edge}_{(i-1)\cdot(n-1)+j}\left(\beta_p,\beta_q\right)=\left|\mathbf{Edge}_{i,j}(\beta_p,\beta_q)-\mathbf{Edge}_{i,j+1}(\beta_p,\beta_q)\right| \tag{12-17}$$

图 12-4 和图 12-5 分别展示了帕金森病患者和健康者在相邻时间段的能量子谱块中所得到的 TDAT。拓扑图的顶点代表能量点的梯度方向属性。顶点之间的连线表示存在能量点分布在两个顶点间所对应的角度区间范围内。TDAT 的边权值的大小以伪彩色映射的形式进行可视化显示。边权值的大小用于统计角度区间范围内分布的能量点数量。

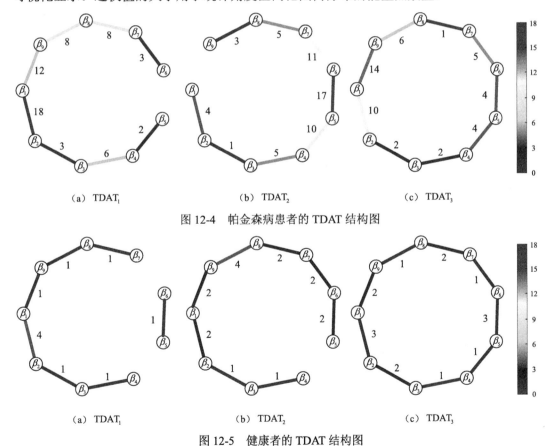

（a）TDAT$_1$　　　　　（b）TDAT$_2$　　　　　（c）TDAT$_3$

图 12-4　帕金森病患者的 TDAT 结构图

（a）TDAT$_1$　　　　　（b）TDAT$_2$　　　　　（c）TDAT$_3$

图 12-5　健康者的 TDAT 结构图

从时间差值属性拓扑的结构中可以发现，大部分方向属性之间均具有耦合关系，但帕金森病患者的时间差值属性拓扑部分属性节点间具有较高的耦合强度；而健康者的时间差值属性拓扑各边权值均较低，边权的强度分布相对于帕金森病患者来说更为均匀。

从能量的角度来看，时间差值属性拓扑所统计的是在短时间内能量谱中的能量波动变化。由于帕金森病患者的发声器官产生病变，对发音的控制能力较差，因此其能量在短时间内产生不规则的波动情况。在相邻的两个时间段中，能量谱中各个能量点的梯度方向统计信息不同，在属性拓扑中表现为相应角度属性间边权值的差异。因此，帕金森病患者对应的时间差值属性拓扑中部分边权值会较高。而健康者的发音控制能力较强，相邻时间内的能量分布较为相似。因此在属性拓扑中表现为均匀的边权值，在时间差值属性拓扑中各个角度属性间耦合强度均较低。

12.2.4 连通结构特征提取

在 12.2.3 节中，基于相邻局部时频能量子谱块内的能量点梯度信息建立了时间差值属性拓扑，实现了对能量在短时间内动态变化信息的宏观描述。可以发现，帕金森病患者与健康者的时间差值属性拓扑的边权值分布具有明显差异，但其拓扑结构相似。属性间的弱耦合会对拓扑结构产生影响，进而影响其对相邻窗口间能量动态变化信息的描述。为了提升拓扑结构的稳定性及对能量点变化统计信息的表示性，基于自适应阈值消除时间差值属性拓扑中的弱耦合边，进而得到自适应时间差值属性拓扑 $\text{A-TDAT} = (V, \mathbf{Edge}_{\text{th}})$，其中 $\forall \beta_p, \beta_q \in V$ 之间的耦合强度 $\mathbf{Edge}_{\text{th}}(\beta_p, \beta_q)$ 为

$$\mathbf{Edge}_{\text{th}}(\beta_p, \beta_q) = \begin{cases} 0, & \mathbf{Edge}(\beta_p, \beta_q) < w \\ 1, & \text{其他} \end{cases} \quad （12\text{-}18）$$

式中，w 为进行拓扑边消除的自适应阈值，其获取流程如算法 12-1 所示。

算法 12-1　基于自适应阈值的拓扑边消除
输入：时间差值属性拓扑 TDAT
输出：自适应阈值 w，自适应时间差值属性拓扑 A-TDAT
步骤：
　　初始化自适应阈值 w 为 0，最佳分类准确率为 0
　　设置阈值取值范围为 [min,max]，初始化当前阈值 w^* 为 min
　　while　$w^* \leqslant \max$　do
　　　　for　任意时间差值属性拓扑 TDAT do
　　　　　　移除 TDAT 中权值小于 w^* 的边，得到 TDAT^*
　　　　end for
　　　　提取 TDAT^* 的连通结构特征进行分类，得到当前分类准确率
　　　　if　当前分类准确率大于最优分类准确率　then
　　　　　　更新最优分类准确率为当前分类准确率
　　　　　　更新自适应阈值 w 为当前阈值 w^*

end if
$$w^* = w^* + 1$$
$$\text{A-TDAT} = \text{TDAT}^*$$
返回 w，A-TDAT

经自适应阈值处理后,帕金森病患者与健康者的 A-TDAT 结构图分别如图 12-6 和图 12-7 所示。从图中可以观察到，经过自适应阈值处理后，帕金森病患者与健康者的时间差值属性拓扑结构在连通性方面存在显著差异。健康者的拓扑结构更为离散，形成的连通分量较多，反映了健康者在相邻短时间内能量分布的稳定性。然而，帕金森病患者的拓扑结构具有相对更强的连通性，反映了帕金森病患者的语音能量在相邻短时间内分布的多变性和不规则性。基于拓扑结构的差异，本研究提出利用时间差值属性拓扑结构的连通性来区分帕金森病患者和健康者。

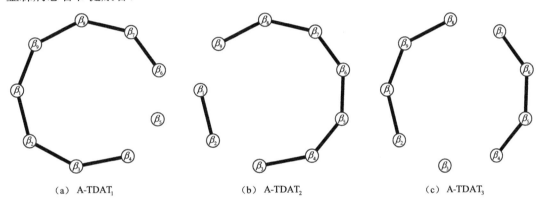

（a）A-TDAT$_1$　　　　　　（b）A-TDAT$_2$　　　　　　（c）A-TDAT$_3$

图 12-6　经自适应阈值处理后，帕金森病患者的 A-TDAT 结构图

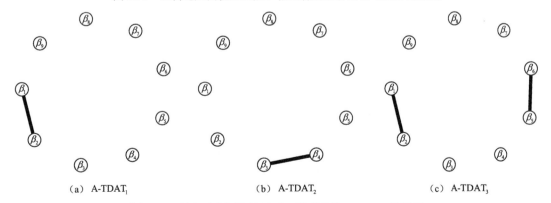

（a）A-TDAT$_1$　　　　　　（b）A-TDAT$_2$　　　　　　（c）A-TDAT$_3$

图 12-7　经自适应阈值处理后，健康者的 A-TDAT 结构图

在经过自适应阈值处理后得到的 A-TDAT 结构图中，拓扑顶点表示能量点的梯度角度变化区间的角度标签，拓扑顶点间的连线反映了角度值的分布统计情况。在拓扑图中，若两个拓扑顶点间存在连线，则该两个拓扑顶点间是连通的。通过计算拓扑图的极大连通子图个数即可反映拓扑结构的连通性，因此可以通过计算 A-TDAT 的连通分量作为连通结构

特征，用于区分帕金森病患者和健康者。

为了提取基于 TDAT 的连通结构特征（Connected Structural Features Based on TDAT，CS-TDAT），本节设置了计数器 k_n 用于记录连通分量数。同时，初始化一个栈用于标记拓扑顶点是否已被访问。从图中的任意一个节点开始，对属性拓扑进行深度优先搜索。在搜索过程中，对当前拓扑顶点标记为已访问，并对其所有未被访问的邻居拓扑顶点进行深度优先搜索，直到所有与初始拓扑顶点所连通的顶点均被访问为止。完成一次深度优先搜索后，将计数器 k_n 加一。这表示找到了一个新的连通分量，并从尚未被访问的拓扑顶点中重新选取任意一个顶点，重复深度优先搜索与访问标记操作，直到所有拓扑顶点均被访问为止。最后，返回计数器 k 的值作为 CS-TDAT。基于 TDAT 的连通结构特征提取算法如算法 12-2 所示，其中计数器 k 的初始值为 0。

算法 12-2　基于 TDAT 的连通结构特征提取算法

输入：对 TDAT 进行自适应阈值处理后所得到的 A-TDAT

输出：计数器 k_n 的值作为 CS-TDAT

步骤：

> 初始化一个栈和计数器 k_n
> for A-TDAT 的顶点集合 V 中的任意拓扑顶点 β do
> if 拓扑顶点 β 尚未被访问 then
> $k_n = k_n + 1$，将拓扑顶点 β 入栈并将该拓扑顶点标记为已访问
>   while 栈非空 do
>   将栈顶节点出栈，并将该节点标记为 u
>   将节点 u 标记为已访问
>   for 拓扑顶点 u 的邻居顶点 do
>   if 存在拓扑顶点 u 的邻居顶点 g 为未被访问状态 then
>   将顶点 g 入栈
>   end if
>   end for
> else
>   返回计数器 k_n 的值
> end if
> end for

算法 12-2 详细描述了基于 TDAT 的连通结构特征提取算法，为了综合表示能量在整个时频范围内的动态波动趋势，对所有 A-TDAT 进行级联操作，如图 12-8 所示。对级联后的 A-TDAT 组提取 CS-TDAT 特征集：

$$\text{CS-TDAT} = \{k_1, k_2, \cdots, k_n\} \tag{12-19}$$

式中，k_n 是在 TDAT_n 中所提取的连通结构特征。

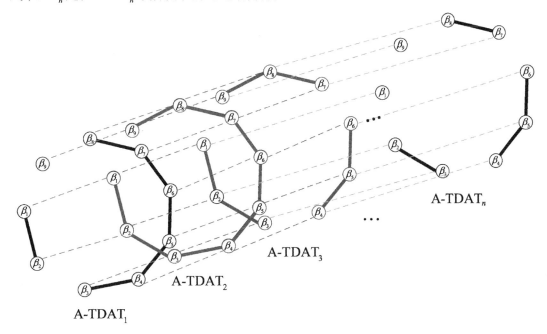

图 12-8　整个时频范围内的 A-TDAT 结构级联示意图

12.3　实验

12.3.1　基于 TQWT 语谱图的 CS–TDAT

12.3.1.1　实验设置

为了评估 CS-TDAT 在不同语谱图中的分类性能,本研究基于不同语谱图来建立 TDAT,进而提取 CS-TDAT。本节主要评估基于 TQWT 语谱图所提取 CS-TDAT 在两个不同语种的数据集中的分类性能。本节实验的语音数据采用了 3.1 节中所介绍的 Dataset-CPPDD 中文元音数据集和 Dataset-Sakar 土耳其语数据集。

在特征提取阶段,为了使 TQWT 的子信号实现对原始语音信号的最佳表示,需要合理选择分解参数。冗余系数 r 的值应大于或等于 3,以避免低通滤波器和高通滤波器的频率响应的过渡带过窄,导致时域响应定位不佳的问题。另外,文献还指出 Q 应设置为 $Q \geqslant 1$。本研究按以上推荐参数进行设置,将 Q 和 r 的测试步长设置为 1,并将分解层数设置为 $J_{\max}$。经过多次试验后,得到最佳的参数选择范围为 $1 \leqslant Q \leqslant 5$,$3 \leqslant r \leqslant 5$。经过测试后,发现实验结果的最优分类准确率所对应的参数集为 $Q=2$, $r=3$。局部时频能量子谱块的宽度 a 设置为 8,能量点的梯度方向变化区间个数 D 设置为 9,对属性拓扑进行自适应消边的阈值范

围设置为 $2 \leqslant w \leqslant 40$。

在分类阶段，SVM 分类器的核函数选择为 RBF 核，gamma 和 C 的值分别设置为 0.001 和 10。RF 分类器中的 $n\_estimators$ 参数为 150，最大深度设置为 30。使用 ReLu 作为 MLP 分类器的激活函数，采用 Adam 算法对权重进行优化。MLP 分类器采用了两个隐藏层，节点数均为 30。将 KNN 分类器的参数 K 设置为 4。

12.3.1.2 实验结果

表 12-1 和表 12-2 分别给出了 TQWT 语谱图中所提取的 CS-TDAT 在 Dataset-CPPDD 和 Dataset-Sakar 上的分类性能。本节实验中采用 5 折交叉验证、10 折交叉验证和 LOSO 对实验结果进行验证。其中，LOSO 是基于对象的交叉验证方法，可以保证训练集和测试集中不包含同一受试者的语音样本，有效地避免了过于乐观的结果。因此，本研究在评估特征的性能时以 LOSO 的结果为准。在 Dataset-CPPDD 上，使用 NB 分类器进行分类时达到了 66.49% 的最高 Acc。在 Dataset-Sakar 上，使用 SVM 分类器进行分类时达到了 85.64% 的最高 Acc。可以发现，基于 TQWT 语谱图中的 CS-TDAT 在 Dataset-CPPDD 上的 Acc 较低，在 Dataset-Sakar 上的 Acc 一般。

表 12-1 TQWT 语谱图中所提取的 CS-TDAT 在 Dataset-CPPDD 上的分类性能

分类器	验证方法	Acc	Sen	Pre	F1
LR	5 折交叉	60.16%±8.86%	64.73%±4.01%	67.41%±9.07%	65.95%±6.28%
	10 折交叉	60.16%±6.46%	65.20%±6.13%	67.34%±6.90%	65.95%±4.68%
	LOSO	63.32%	72.32%	67.78%	69.98%
NB	5 折交叉	65.96%±2.12%	77.66%±4.60%	68.90%±2.34%	72.92%±1.88%
	10 折交叉	66.22%±5.59%	77.71%±5.45%	69.44%±6.30%	73.12%±4.16%
	LOSO	66.49%	77.23%	69.48%	73.15%
SVM	5 折交叉	65.18%±2.66%	90.62%±2.94%	64.67%±1.64%	75.46%±1.88%
	10 折交叉	65.44%±4.32%	90.14%±5.60%	65.08%±3.40%	75.48%±3.13%
	LOSO	63.59%	88.39%	63.87%	74.16%
RF	5 折交叉	66.52%±6.76%	85.74%±5.06%	67.08%±5.08%	75.22%±4.72%
	10 折交叉	66.50%±6.02%	86.15%±5.44%	66.81%±4.32%	75.23%±4.60%
	LOSO	64.91%	87.50%	65.12%	74.67%
MLP	5 折交叉	58.31%±1.96%	65.19%±3.56%	64.62%±1.73%	64.86%±2.12%
	10 折交叉	57.25%±4.26%	66.03%±8.72%	63.18%±3.94%	64.37%±5.36%
	LOSO	57.52%	64.73%	63.88%	64.30%
KNN	5 折交叉	61.47%±4.34%	78.56%±7.53%	64.34%±3.05%	70.59%±3.73%
	10 折交叉	60.68%±3.84%	77.79%±9.46%	63.78%±2.17%	69.84%±4.25%
	LOSO	60.16%	73.66%	64.20%	68.61%

表 12-2　TQWT 语谱图中所提取的 CS-TDAT 在 Dataset-Sakar 上的分类性能

分类器	验证方法	Acc	Sen	Pre	F1
LR	5 折交叉	86.41%±6.12%	92.74%±3.63%	87.29%±7.67%	89.76%±4.33%
	10 折交叉	86.92%±6.67%	91.93%±5.66%	88.32%±6.79%	89.95%±5.08%
	LOSO	84.36%	88.31%	86.22%	87.25%
NB	5 折交叉	85.90%±3.39%	87.92%±5.62%	90.13%±5.78%	88.77%±2.74%
	10 折交叉	85.90%±7.18%	87.53%±7.12%	90.52%±7.67%	88.75%±5.60%
	LOSO	84.10%	85.48%	89.08%	87.24%
SVM	5 折交叉	88.97%±2.33%	91.12%±3.08%	91.57%±2.67%	91.30%±1.88%
	10 折交叉	89.74%±6.04%	91.92%±3.83%	92.30%±6.98%	92.00%±4.59%
	LOSO	85.64%	86.69%	90.34%	88.48%
RF	5 折交叉	85.90%±1.28%	91.95%±4.66%	86.96%±4.08%	89.22%±1.07%
	10 折交叉	85.64%±5.82%	91.97%±4.59%	86.88%±7.21%	89.15%±4.13%
	LOSO	84.38%	90.32%	85.50%	87.84%
MLP	5 折交叉	85.38%±4.50%	90.73%±3.65%	87.07%±5.18%	88.77%±3.35%
	10 折交叉	86.15%±6.53%	91.95%±4.20%	87.77%±8.47%	89.54%±4.48%
	LOSO	81.03%	87.90%	83.21%	85.49%
KNN	5 折交叉	85.38%±3.34%	87.12%±5.36%	89.89%±4.55%	88.31%±2.76%
	10 折交叉	86.15%±5.57%	87.55%±7.37%	90.74%±5.45%	88.88%±4.55%
	LOSO	84.36%	89.92%	86.10%	87.97%

　　为了评估时间差值处理及自适应阈值处理对特征性能的影响，本研究进行了两组消融实验分别如表 12-3 和表 12-4 所示，交叉验证方法均采用 LOSO。表 12-3 是基于时间差值处理的消融实验分类准确率结果，其中"×"表示基于短时间时频窗口统计能量变化信息，"√"表示对相邻短时间时频窗口内所对应的属性拓扑边权值进行作差处理。为了更为直观地比较时间差值处理在特征提取中的优势，绘制了 LOSO 验证方法下多个分类器的分类准确率柱状图，如图 12-9 所示。可以发现，在两个数据集中，大部分分类器均是进行时间差值处理后所得到的连通结构特征的分类效果更佳。说明在 TQWT 语谱图中所提取的 CS-TDAT 在帕金森病检测中具有更好的区分性。

表 12-3　基于时间差值处理的消融实验分类准确率结果

数据集	时间差值处理	LR	NB	SVM	RF	MLP	KNN
Dataset-CPPDD	×	59.63%	**63.59%**	58.05%	61.74%	60.69%	57.52%
	√	63.32%	**66.49%**	63.59%	64.91%	57.52%	60.16%
Dataset-Sakar	×	83.59%	82.82%	83.59%	82.05%	82.82%	**84.10%**
	√	84.36%	84.10%	**85.64%**	84.38%	81.03%	84.36%

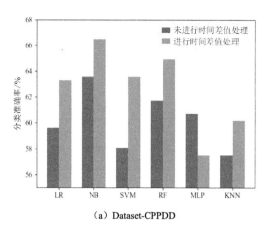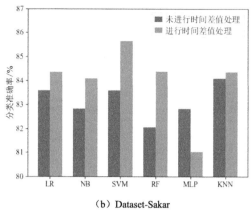

（a）Dataset-CPPDD　　　　　　　（b）Dataset-Sakar

图 12-9　时间差值处理对特征分类性能的影响

表 12-4 所示为基于自适应阈值的消融实验分类准确率结果，其中"×"表示未对 TDAT 进行自适应阈值处理，"√"表示对自适应阈值处理后得到的 A-TDAT 提取连通结构特征。为了更为直观地比较自适应阈值在特征提取中的优势，绘制了 LOSO 验证方法下多个分类器的分类准确率柱状图，如图 12-10 所示。

表 12-4　基于自适应阈值的消融实验分类准确率结果

数据集	自适应阈值	LR	NB	SVM	RF	MLP	KNN
Dataset-CPPDD	×	59.90%	**65.96%**	59.63%	64.12%	57.27%	56.99%
	√	63.32%	**66.49%**	63.59%	64.91%	57.52%	60.16%
Dataset-Sakar	×	83.59%	82.82%	**85.13%**	84.10%	80.77%	82.82%
	√	84.36%	84.10%	**85.64%**	84.38%	81.03%	84.36%

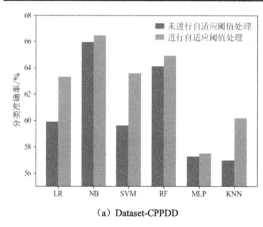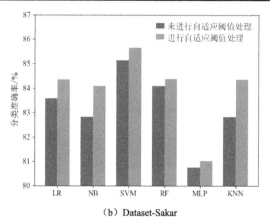

（a）Dataset-CPPDD　　　　　　　（b）Dataset-Sakar

图 12-10　自适应阈值对特征分类性能的影响

从图 12-10 中可以发现，在进行消边处理后得到的 CS-TDAT 分类性能有所提升。这是因为语音能量分布具有随机性，相邻时间子能量谱块对应的拓扑边权值分布可能会有细微差异。在对拓扑边权值进行作差处理后，部分属性节点间会产生弱耦合现象，拓扑结构会因弱耦合而产生连通性，如图 12-4 和图 12-5 所示。从图 12-4 和图 12-5 中可以看出，帕金森病患者和健康者所对应的 TDAT 结构均具有一定的连通性，而帕金森病患者的 TDAT 边权值分布较不规则，属性节点间的耦合强度具有较大差异。利用自适应阈值对 TDAT 进行消边处理后，帕金森病患者与健康者的拓扑结构在连通性上表现出明显差异，如图 12-6 和图 12-7 所示。从图 12-6 和图 12-7 中可以发现，健康者的 TDAT 顶点较为分散，连通性差；而帕金森病患者的 TDAT 中部分顶点间是连通的，这反映了帕金森病患者的语音能量在相邻短时间窗口中的不规则性和多变性。

12.3.2　基于经典语谱图的 CS–TDAT

12.3.2.1　实验设置

为了进一步探究 CS-TDAT 的分类性能，本节实验首先基于 STFT 捕捉语音信号在时间和频率上的短时变化信息，得到经典语谱图；然后，通过建立 TDAT 对能量点的短时变化信息进行统计；最后，利用连通结构特征对经典语谱图中的短时变化信息进行描述。

在特征提取阶段，语谱图的窗口长度 M 设置为 1024，局部时频子谱块的宽度、梯度方向变化区间个数及自适应阈值范围设置与 12.3.1.1 节中的一致。

在分类阶段，SVM 分类器的核函数选择为 RBF 核，gamma 和 C 的值分别设置为 0.001 和 10。RF 中的 $n\_estimators$ 参数为 110，最大深度设置为 30。使用 ReLu 作为 MLP 的激活函数，采用 Adam 算法对权重进行优化。MLP 采用了两个隐藏层，节点数均为 30。KNN 的参数 k 设置为 8。

12.3.2.2　实验结果

表 12-5 和表 12-6 分别给出了经典语谱图中提取的 CS-TDAT 在 Dataset-CPPDD 和 Dataset-Sakar 上的分类性能。为了避免产生过于乐观的结果，本研究以 LOSO 验证方法的实验结果作为特征性能的评估标准。在 Dataset-CPPDD 上，使用 SVM 分类器进行分类时达到了 89.79% 的最高 Acc；在 Dataset-Sakar 上，使用 MLP 分类器进行分类时达到了 89.49% 的最高 Acc。验证了经典语谱图中提取的 CS-TDAT 在帕金森病构音障碍检测中的有效性，以及在不同语种数据集上的适用性。

表 12-5　经典语谱图中提取的 CS-TDAT 在 Dataset-CPPDD 上的分类性能

分类器	验证方法	Acc	Sen	Pre	F1
LR	5 折交叉	85.62%±5.09%	89.03%±5.49%	87.18%±4.67%	88.03%±4.27%
	10 折交叉	86.38%±4.44%	88.12%±7.38%	89.09%±4.17%	88.40%±4.06%
	LOSO	85.08%	87.22%	87.61%	87.42%
NB	5 折交叉	90.05%±3.17%	96.04%±1.85%	88.42%±4.25%	92.02%±2.40%
	10 折交叉	90.57%±4.34%	96.05%±3.81%	89.29%±5.66%	92.42%±3.38%
	LOSO	89.53%	96.48%	87.25%	91.63%

分类器	验证方法	Acc	Sen	Pre	F1
SVM	5 折交叉	90.84%±3.06%	96.49%±2.48%	89.18%±4.04%	92.64%±2.31%
	10 折交叉	91.36%±4.81%	96.07%±5.60%	90.22%±4.70%	92.95%±4.04%
	LOSO	89.79%	95.59%	88.21%	91.75%
RF	5 折交叉	86.65%±1.72%	97.36%±1.84%	83.08%±1.34%	89.65%±1.36%
	10 折交叉	86.64%±3.64%	97.37%±3.05%	83.42%±5.43%	89.71%±2.54%
	LOSO	86.39%	96.92%	83.02%	89.43%
MLP	5 折交叉	83.25%±3.52%	88.10%±3.00%	84.55%±4.26%	86.23%±2.74%
	10 折交叉	80.87%±8.18%	84.55%±10.12%	83.71%±7.16%	83.86%±7.16%
	LOSO	81.94%	89.43%	81.85%	85.47%
KNN	5 折交叉	85.33%±1.18%	98.70%±2.92%	80.94%±2.30%	88.89%±0.82%
	10 折交叉	83.76%±3.90%	98.70%±2.93%	79.40%±4.73%	87.89%±2.65%
	LOSO	83.25%	99.12%	78.40%	87.55%

表 12-6　经典语谱图中提取的 CS-TDAT 在 Dataset-Sakar 上的分类性能

分类器	验证方法	Acc	Sen	Pre	F1
LR	5 折交叉	90.26%±5.18%	94.77%±3.89%	90.44%±4.36%	92.54%±3.93%
	10 折交叉	91.03%±4.23%	95.98%±2.67%	90.61%±4.04%	93.19%±3.06%
	LOSO	88.72%	94.76%	88.35%	91.44%
NB	5 折交叉	91.28%±3.32%	97.18%±1.80%	89.99%±3.37%	93.43%±2.44%
	10 折交叉	91.54%±5.68%	96.75%±2.61%	90.79%±6.04%	93.62%±4.22%
	LOSO	87.44%	93.15%	87.83%	90.41%
SVM	5 折交叉	89.74%±4.80%	94.78%±4.13%	89.69%±3.23%	92.16%±3.66%
	10 折交叉	89.49%±5.98%	95.18%±4.13%	89.31%±5.69%	92.08%±4.30%
	LOSO	88.21%	94.76%	87.69%	91.09%
RF	5 折交叉	89.23%±3.34%	98.78%±1.11%	86.36%±3.71%	92.13%±2.39%
	10 折交叉	88.97%±4.99%	99.18%±1.72%	86.13%±6.00%	92.06%±3.25%
	LOSO	87.95%	98.79%	84.78%	91.25%
MLP	5 折交叉	90.26%±5.99%	95.16%±3.35%	90.19%±5.40%	92.60%±4.41%
	10 折交叉	92.05%±4.59%	95.98%±3.27%	92.06%±4.47%	93.94%±3.37%
	LOSO	89.49%	93.55%	90.27%	91.88%
KNN	5 折交叉	90.00%±2.78%	96.76%±2.33%	88.57%±2.27%	92.48%±2.11%
	10 折交叉	89.74%±4.01%	96.37%±3.98%	88.67%±4.13%	92.28%±3.01%
	LOSO	87.69%	96.77%	85.71%	90.91%

　　为了评估时间差值处理及自适应阈值处理对经典语谱图中特征性能的影响,本研究进行了两组消融实验,如表 12-7 和表 12-8 所示。表 12-7 给出了在 Dataset-CPPDD 和 Dataset-Sakar 上,基于时间差值处理的消融实验分类准确率结果,交叉验证方式采用 LOSO。其中"×"表示未进行时间差值处理,仅基于短时间时频窗口统计能量变化信息,"√"表示对相邻短时间的能量子谱块所对应的属性拓扑边权值进行作差处理。为了更为直观地比

较时间差值处理在特征提取中的优势，绘制了 LOSO 验证方法下多个分类器的分类准确率柱状图，如图 12-11 所示。可以发现，在 Dataset-CPPDD 上，经过时间差值处理后所得到的连通结构特征具有更强的区分能力；而在 Dataset-Sakar 上，未经过时间差值处理的连通结构特征具有更好的分类性能。其原因可能是在经典语谱图中，CS-TDAT 对不同的数据集适配性存在差异。

表 12-7　基于时间差值处理的消融实验分类准确率结果

数据集	时间差值处理	LR	NB	SVM	RF	MLP	KNN
Dataset-CPPDD	×	83.77%	80.63%	86.65%	**87.96%**	83.77%	80.37%
	√	85.08%	89.53%	**89.79%**	86.39%	81.94%	83.25%
Dataset-Sakar	×	90.51%	77.18%	89.74%	92.05%	**92.82%**	86.15%
	√	88.72%	87.44%	88.21%	87.95%	**89.49%**	87.69%

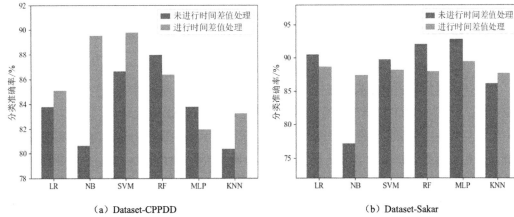

（a）Dataset-CPPDD　　　　　　　（b）Dataset-Sakar

图 12-11　时间差值处理对特征分类性能的影响

表 12-8 给出了在 Dataset-CPPDD 和 Dataset-Sakar 上，基于自适应阈值的消融实验分类准确率结果，交叉验证方式采用 LOSO。其中"×"表示未对拓扑结构进行自适应阈值处理，"√"表示对自适应阈值处理后得到的自适应频率属性拓扑提取连通结构特征。图 12-12 以柱状图的形式更为直观地给出了自适应阈值对特征分类性能的影响。可以发现，CS-TDAT 在进行自适应阈值处理后的分类性能有所提升，说明自适应阈值处理能够进一步提升拓扑结构对于能量分布信息的表示性。

表 12-8　基于自适应阈值的消融实验分类准确率结果

数据集	自适应阈值	LR	NB	SVM	RF	MLP	KNN
Dataset-CPPDD	×	84.03%	86.91%	**87.96%**	85.60%	80.57%	78.53%
	√	85.08%	89.53%	**89.79%**	86.39%	81.94%	83.25%
Dataset-Sakar	×	**85.13%**	83.08%	82.56%	81.03%	**85.13%**	77.18%
	√	88.72%	87.44%	88.21%	87.95%	**89.49%**	87.69%

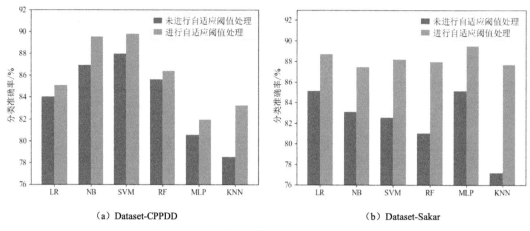

（a）Dataset-CPPDD　　　　　　　　（b）Dataset-Sakar

图 12-12　自适应阈值对特征分类性能的影响

12.4　本章小结

　　本章从语音信号语谱图的时间角度出发提出了基于时间差值属性拓扑的连通结构特征提取方法，并在 TQWT 语谱图和经典语谱图中提取 CS-TDAT 进行分类。首先，计算语谱图中能量点的梯度信息以描述能量变化趋势；其次，将语谱图划分成多个局部时频能量子谱块，并利用属性拓扑对子谱块中各个能量点的梯度信息进行统计；然后，对相邻时间子谱块所对应的属性拓扑进行边权值作差处理，以描述短时间内的能量波动变化情况；最后，基于自适应阈值消除 TDAT 的弱耦合边，提取 CS-TDAT 进行分类。本研究在不同语种的数据集及不同语谱图中分别提取 CS-TDAT，采用不同的分类器及交叉验证方法来验证所提取特征在帕金森病检测中的有效性。实验结果表明，CS-TDAT 与经典语谱图结合在两个数据集中均可以达到良好的分类性能。通过对时间差值处理及自适应阈值处理进行消融实验分析，表明所提取特征能够有效地描述语音能量在时频域的变化情况，验证了所提取特征在帕金森病构音障碍检测中的先进性。

第 13 章

基于频率属性拓扑的语谱图能量特征

13.1 引言

第 12 章提出了一种基于时间差值属性拓扑的连通结构特征提取方法,该方法主要从短时间角度出发,对相邻短时间段内的属性拓扑边权值进行作差处理,以描述同一频率范围内的能量分布在短时间内的动态变化情况。为了进一步描述语谱图中的全局能量变化信息,本章提出了一种基于频率属性拓扑的连通结构特征(Connected Structural Features Based on FAT,CS-FAT)用于帕金森病构音障碍检测。该方法依据语谱图中的谱线分布建立频率统计窗口,并利用属性拓扑对频率统计窗口内的能量信息进行可视化统计。此外,本章将 CS-FAT 与不同的语谱图相结合,在 TQWT 语谱图和经典语谱图中分别提取 CS-FAT,并评估 CS-FAT 在不同语谱图中的适用性。

13.2 频率属性拓扑

13.2.1 方法架构

本节主要介绍基于语谱图中的能量点梯度信息建立频率属性拓扑,并进行连通结构特征提取的方法架构。基于频率属性拓扑的连通结构特征提取方法架构如图 13-1 所示。首先,对原始语音信号计算 TQWT 语谱图和经典语谱图,根据语谱图中的能量分布建立基于频率的统计窗口,这些窗口按照不同的频率范围对语谱图进行分割;其次,计算不同窗口下对应的能量子谱中各个能量点的梯度变化信息,以描述能量子谱中的能量波动趋势;然后,将属性拓扑的顶点作为梯度角度变化区间,利用属性拓扑对各个子谱中的能量变化信息进行统计,从而更加直观地描述能量在语谱图中的分布情况;接着,通过自适应阈值对属性拓扑中的弱耦合边进行消除,得到更加稳定的、更具有表示性的自适应频率属性拓扑结构;最后,基于帕金森病患者与健康者在频率属性拓扑结构上的差异,计算各个频率属性拓扑的连通分量作为连通结构特征,并将各个窗口下得到的特征进行级联得到最终的连通结构特征集用于分类。

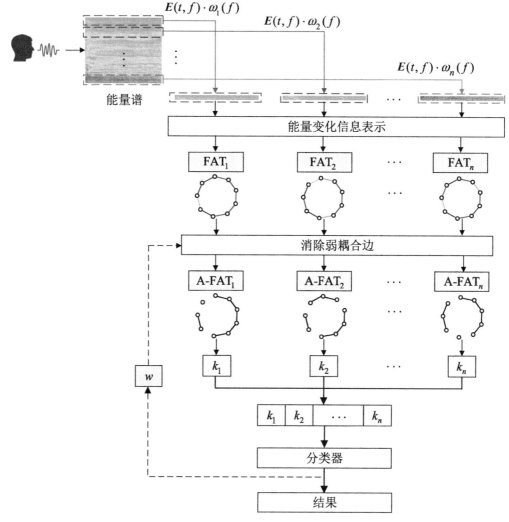

图 13-1　基于频率属性拓扑的连通结构特征提取方法架构

13.2.2　频率属性拓扑的建立

首先，基于 12.2.2 节中的能量变化信息表示方法，对于语音信号的语谱图 $E(t,f)$ 中的各个能量点计算梯度幅值及角度信息。

为了对整段发音过程中的能量信息进行全局化描述，本研究根据语谱图中的谱线分布建立了频率统计窗口，并在频率方向上统计能量的波动稳定性。频率统计窗口的窗函数 $\omega_n(f)$ 定义如下：

$$\omega_n(f) = \begin{cases} 1, & (n-1) \cdot B \leqslant f < n \cdot B \\ 0, & \text{其他} \end{cases} \tag{13-1}$$

式中，$\omega_n(f)$ 表示第 n 个频率统计窗口的窗函数；B 表示一个频率统计窗口所对应的频带宽度。利用频率统计窗口对能量谱 $E(t,f)$ 进行加窗处理，第 n 个频率统计窗口中的能量信息 $E_n(t,f)$ 可以表示为

$$E_n(t,f) = E(t,f) \cdot \omega_n(f) \tag{13-2}$$

利用频率统计窗口对能量谱 $E(t,f)$ 进行加窗处理后，可以表示为

$$E(t,f) = \begin{bmatrix} E_1(t,f) \\ E_2(t,f) \\ \vdots \\ E_n(t,f) \end{bmatrix} \tag{13-3}$$

接着，利用 12.2.3 节中描述的方法，将能量点的梯度角度变化区间等量划分为 D 个子区间，得到 D 个角度标签 $\beta_1, \beta_2, \cdots, \beta_D$。对于第 n 个频率统计窗口中的能量信息，建立频率属性拓扑进行统计：

$$\mathrm{FAT}_n = (V, \mathbf{Edge}_n) \tag{13-4}$$

式中，FAT_n 为第 n 个频率统计窗口所对应的频率属性拓扑；$V = \{\beta_1, \beta_2, \cdots, \beta_D\}$ 为 FAT_n 的拓扑顶点集合；$\mathbf{Edge}_n$ 为 FAT_n 中角度属性之间的耦合关系矩阵，其计算公式见式（12-13）。

图 13-2 展示了帕金森病患者和健康者在一个频率统计窗口内得到的频率属性拓扑图。图中，边权值的大小以色图的形式进行可视化显示。通过观察可以发现，虽然各个方向属性之间均具有耦合关系，但帕金森病患者的 FAT 中各个属性间的耦合强度存在明显差异。

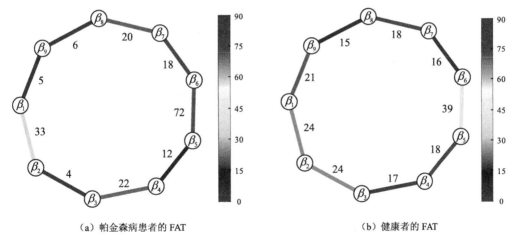

（a）帕金森病患者的 FAT　　　　　（b）健康者的 FAT

图 13-2　帕金森病患者与健康者的 FAT 对比

从能量的角度来看，FAT 统计的是在整个发音过程中某一频率范围内的能量分布信息。由于帕金森病患者的发音控制能力较差，其对应的语谱图能量分布常出现不规律波动现象，该现象在 FAT 中表现为不同方向属性之间耦合关系强度的差异。相比之下，健康者的发音控制能力强，其语谱图中的能量分布更为规律，因此对应的 FAT 中各个方向属性之间的耦合关系强度分布更为均匀。

13.2.3　连通结构特征提取

　　13.2.2节根据语谱图中的谱线分布建立了频率统计窗口,基于窗口内的能量点梯度信息构建了频率属性拓扑,并利用频率属性拓扑的连通结构统计窗口内各个能量点的能量波动趋势。鉴于帕金森病患者与健康者在频率属性拓扑中耦合强度分布的差异,本研究根据算法12-1对频率属性拓扑进行自适应阈值拓扑消边操作,从而获得自适应频率属性拓扑结构A-FAT。图13-3所示为帕金森病患者与健康者的A-FAT对比。

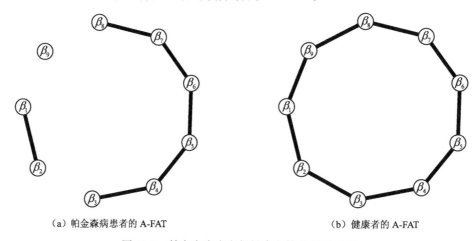

（a）帕金森病患者的A-FAT　　　　　　　（b）健康者的A-FAT

图 13-3　帕金森病患者与健康者的 A-FAT 对比

　　从帕金森病患者与健康者的 A-FAT 结构对比中可以发现,帕金森病患者的频率属性拓扑结构呈现明显的断连现象,而健康者的 A-FAT 结构具有连通性。基于帕金森病患者与健康者的 A-FAT 结构在连通性中的差异,本研究按照算法12-2对 A-FAT 提取连通结构特征。为了全面反映出整个时频范围内的能量波动趋势,将所有频率统计窗口内得到的连通结构特征进行级联,从而提取基于 FAT 的连通结构特征集用于分类。CS-FAT 可以表示为

$$CS\text{-}FAT=\{k_1,k_2,\cdots,k_n\} \tag{13-5}$$

式中, k_n 表示在第 n 个自适应频率属性拓扑A-FAT$_n$中所提取的连通结构特征。

13.3　实验

13.3.1　基于 TQWT 语谱图的 CS–FAT

13.3.1.1　实验设置

　　在特征提取阶段,采用TQWT对语音信号进行分解时,将 Q 和 r 的测试步长设置为1,并将分解层数设置为 J_{max}。经过多次试验后,得到最佳的分解参数为 $Q=2$, $r=3$。基于频率的统计窗口 $\omega_n(t,f)$ 的频带宽度 B 设置为 62.5Hz,能量点的梯度方向变化区间个数设置为

D=9，对频率属性拓扑进行消边时的自适应阈值范围设置为 $2 \leqslant w \leqslant 40$。

在分类阶段，将 SVM 分类器的核函数选择为 RBF 核，将 gamma 和 C 的值分别设置为 0.001 和 10。RF 中的 $n\_estimators$ 参数为 120，最大深度设置为 30。对于 LR 分类器，为了使模型收敛，将最大迭代次数 max_iter 设置为 400。对于 MLP 分类器，使用了两个隐藏层，并在每层中尝试不同的节点数。在最终的模型中，两个隐藏层的节点个数都设置为 20。采用 ReLu 作为激活函数，并利用 Adam 算法进行权重优化。将 KNN 分类器的参数 k 设置为 4。

13.3.1.2　实验结果

在 Dataset-Sakar 和 Dataset-CPPDD 上，使用不同分类器对 TQWT 语谱图中所提取的 CS-FAT 进行分类，其结果分别如表 13-1 和表 13-2 所示。为了验证特征的分类性能，本节实验中采用 5 折交叉验证、10 折交叉验证和 LOSO 进行交叉验证。其中 LOSO 是基于对象的交叉验证方法，可以确保训练集和测试集中不包含同一受试者的语音样本，从而可以有效地避免过于乐观的结果。因此，在评估特征的性能时，以 LOSO 的结果为准。

从表 13-1 中可以观察到，在 Dataset-CPPDD 上采用 SVM 分类器进行分类，达到了 65.96%的最高 Acc。从表 13-2 中可以发现，在 Dataset-Sakar 上使用 KNN 分类器进行分类，达到了 87.18%的最高 Acc。说明在 Dataset-CPPDD 上，对 TQWT 语谱图中提取的 CS-FAT 分类效果相对较差，而在 Dataset-Sakar 上则可以达到基本的分类效果，整体分类效果与 CS-TDAT 的整体分类效果基本一致。

表 13-1　TQWT 语谱图中所提取的 CS-FAT 在 Dataset-CPPDD 上的分类性能

分类器	验证方法	Acc	Sen	Pre	F1
LR	5 折交叉	63.59%±1.88%	72.81%±6.41%	68.02%±1.98%	70.18%±2.58%
	10 折交叉	66.49%±8.03%	75.97%±8.11%	70.21%±7.03%	72.81%±6.60%
	LOSO	64.38%	71.88%	69.10%	70.46%
NB	5 折交叉	64.10%±5.55%	67.40%±4.91%	70.95%±6.37%	68.97%±4.16%
	10 折交叉	64.10%±9.47%	66.94%±13.15%	70.98%±8.14%	68.31%±9.82%
	LOSO	62.80%	65.62%	69.67%	67.59%
SVM	5 折交叉	70.44%±5.09%	80.34%±10.27%	72.72%±3.77%	76.04%±5.32%
	10 折交叉	68.57%±8.89%	78.89%±12.83%	70.75%±6.48%	74.37%±9.08%
	LOSO	65.96%	73.66%	70.21%	71.90%
RF	5 折交叉	67.01%±3.97%	84.81%±2.55%	67.66%±3.20%	75.26%±2.78%
	10 折交叉	67.55%±4.47%	86.56%±6.84%	67.77%±4.02%	75.85%±3.67%
	LOSO	62.53%	79.91%	64.86%	71.60%
MLP	5 折交叉	66.47%±4.88%	79.49%±8.74%	69.30%±5.49%	73.64%±3.64%
	10 折交叉	67.02%±8.87%	73.70%±7.26%	71.83%±8.19%	72.61%±6.96%
	LOSO	64.12%	68.30%	70.18%	69.23%

分类器	验证方法	Acc	Sen	Pre	F1
KNN	5 折交叉	65.96%±2.49%	89.76%±3.33%	65.51%±1.88%	75.71%±1.70%
	10 折交叉	64.92%±4.37%	89.74%±6.75%	64.76%±3.32%	75.09%±3.32%
	LOSO	63.59%	88.84%	63.78%	74.25%

表 13-2　TQWT 语谱图中所提取的 CS-FAT 在 Dataset-Sakar 上的分类性能

分类器	验证方法	Acc	Sen	Pre	F1
LR	5 折交叉	88.72%±3.89%	92.36%±3.25%	90.28%±4.11%	91.26%±2.88%
	10 折交叉	87.69%±4.32%	91.17%±4.88%	89.84%±4.27%	90.40%±3.33%
	LOSO	85.13%	87.50%	88.93%	88.21%
NB	5 折交叉	86.41%±4.11%	92.34%±2.60%	87.47%±6.16%	89.70%±2.78%
	10 折交叉	85.90%±6.07%	91.95%±4.20%	87.13%±6.42%	89.33%±4.18%
	LOSO	84.62%	90.32%	86.15%	88.19%
SVM	5 折交叉	90.26%±2.81%	95.56%±1.70%	89.92%±3.73%	92.61%±2.03%
	10 折交叉	89.49%±4.43%	93.55%±4.70%	90.52%±4.65%	91.91%±3.39%
	LOSO	86.67%	90.73%	88.58%	89.64%
RF	5 折交叉	90.00%±5.08%	92.74%±7.36%	91.79%±4.47%	92.09%±4.19%
	10 折交叉	89.23%±4.95%	92.32%±7.21%	91.10%±4.68%	91.49%±4.20%
	LOSO	86.92%	88.71%	90.53%	89.61%
MLP	5 折交叉	89.74%±2.56%	92.35%±2.17%	91.65%±2.36%	91.99%±1.91%
	10 折交叉	87.44%±4.59%	91.57%±5.45%	89.24%±4.44%	90.26%±3.56%
	LOSO	85.38%	87.10%	89.63%	88.34%
KNN	5 折交叉	89.74%±1.28%	91.92%±3.52%	92.11%±3.05%	91.93%±1.03%
	10 折交叉	89.49%±4.09%	92.33%±5.15%	91.50%±4.47%	91.79%±3.19%
	LOSO	87.18%	91.53%	88.67%	90.08%

为了评估基于频率的能量统计窗口及自适应阈值对基于 TQWT 语谱图的 CS-FAT 分类性能的影响，进行了两组消融实验。表 13-3 给出了在 Dataset-CPPDD 和 Dataset-Sakar 两个数据集上，基于频率统计窗口的消融实验分类准确率结果，交叉验证方式采用 LOSO。其中"×"表示基于短时间时频窗口统计能量变化信息，"√"表示通过建立频率统计窗口来对能量点变化信息进行时域聚集统计。为了更为直观地展示频率统计窗口对特征性能的改进，绘制了 LOSO 验证方法下多个分类器的分类准确率柱状图，如图 13-4 所示。从图 13-4 中可以明显看出，在两个数据集上，基于频率统计窗口对 TQWT 语谱图进行能量特征提取的分类效果更佳。

表 13-3　基于频率统计窗口的消融实验分类准确率结果

数据集	频率统计窗口	LR	NB	SVM	RF	MLP	KNN
Dataset-CPPDD	×	59.63%	**63.59%**	58.05%	61.74%	60.69%	57.52%
	√	64.38%	62.80%	**65.96%**	62.53%	64.12%	63.59%
Dataset-Sakar	×	83.59%	82.82%	83.59%	82.05%	82.82%	**84.10%**
	√	85.13%	84.62%	86.67%	86.92%	85.38%	**87.18%**

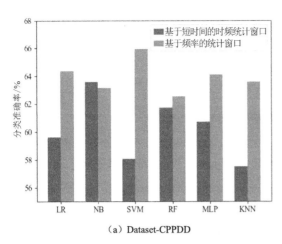
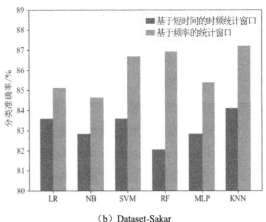

（a）Dataset-CPPDD　　　　　（b）Dataset-Sakar

图 13-4　频率统计窗口对特征分类性能的影响

表 13-4 展示了在 Dataset-CPPDD 和 Dataset-Sakar 两个数据集上基于自适应阈值的消融实验分类准确率结果，采用 LOSO 进行交叉验证。其中"×"表示未对属性拓扑进行自适应阈值处理，"√"表示对自适应阈值处理后得到的频率属性拓扑提取连通结构特征。为了更为直观地对比自适应阈值处理前后特征的分类准确率，绘制了柱状图，如图 13-5 所示。从图 13-5 中可以发现，进行自适应阈值处理后，CS-FAT 在两个数据集上都达到了更好的分类效果。这主要是因为未经自适应阈值处理的 FAT 结构对于弱耦合的敏感度较高，导致其无法在结构上反映出能量的分布信息。

表 13-4　基于自适应阈值的消融实验分类准确率结果

数据集	自适应阈值	LR	NB	SVM	RF	MLP	KNN
Dataset-CPPDD	×	60.69%	61.80%	**62.53%**	60.69%	58.05%	60.69%
	√	64.38%	63.18%	**65.96%**	62.53%	64.12%	63.59%
Dataset-Sakar	×	75.13%	75.64%	74.10%	75.64%	**76.41%**	**76.41%**
	√	85.13%	84.62%	86.67%	86.92%	85.38%	**87.18%**

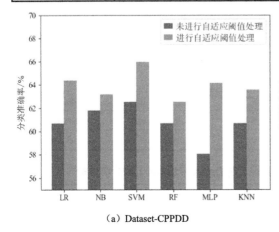
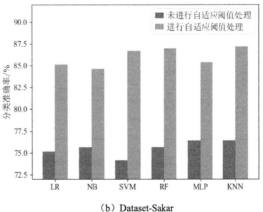

（a）Dataset-CPPDD　　　　　（b）Dataset-Sakar

图 13-5　自适应阈值对特征分类性能的影响

13.3.2 基于经典语谱图的 CS–FAT

13.3.2.1 实验设置

在特征提取阶段，$\omega_n(t, f)$ 的频带宽度 B 设置为 125Hz，梯度方向变化区间个数及自适应阈值与 13.3.1.1 节中的一致。语谱图的窗口长度 M 设置为 1024。

在分类阶段，SVM 分类器的核函数选择为 RBF 核，gamma 和 C 的值分别设置为 0.001 和 10。RF 中的 $n\_estimators$ 参数为 120，最大深度设置为 30。MLP 分类器使用了两个隐藏层，每层节点数均为 20，并采用 ReLu 作为激活函数，同时利用 Adam 算法进行权重优化。此外，KNN 分类器的参数 k 设置为 4。

13.3.2.2 实验结果

在 Dataset-Sakar 和 Dataset-CPPDD 上，使用不同分类器对经典语谱图中所提取的 CS-FAT 进行分类，结果如表 13-5 和表 13-6 所示。

表 13-5　经典语谱图中所提取的 CS-FAT 在 Dataset-CPPDD 上的分类性能

分类器	验证方法	Acc	Sen	Pre	F1
LR	5 折交叉	92.93%±3.02%	94.30%±3.62%	94.03%±4.46%	94.08%±2.50%
	10 折交叉	92.91%±3.06%	94.72%±3.98%	93.77%±5.12%	94.10%±2.49%
	LOSO	90.31%	92.95%	90.95%	91.94%
NB	5 折交叉	89.27%±3.52%	93.85%±4.50%	88.93%±4.36%	91.22%±2.85%
	10 折交叉	90.30%±4.15%	95.18%±4.32%	89.55%±5.48%	92.15%±3.29%
	LOSO	89.27%	94.27%	88.43%	91.26%
SVM	5 折交叉	95.29%±1.47%	96.90%±3.37%	95.48%±3.76%	96.08%±1.17%
	10 折交叉	95.55%±2.16%	97.83%±3.07%	95.03%±3.68%	96.33%±1.78%
	LOSO	91.62%	91.63%	94.12%	92.86%
RF	5 折交叉	95.03%±3.26%	97.34%±4.82%	94.66%±4.10%	95.87%±2.77%
	10 折交叉	93.97%±5.42%	96.03%±7.60%	94.27%±5.60%	94.90%±4.73%
	LOSO	92.41%	96.04%	91.60%	93.76%
MLP	5 折交叉	90.31%±4.43%	95.16%±2.88%	89.33%±4.41%	92.13%±3.50%
	10 折交叉	90.55%±4.35%	95.59%±4.15%	89.41%±4.23%	92.34%±3.48%
	LOSO	87.70%	93.83%	86.59%	90.06%
KNN	5 折交叉	93.71%±3.28%	96.01%±5.54%	93.75%±3.70%	94.74%±2.85%
	10 折交叉	94.24%±4.08%	96.92%±5.45%	93.78%±4.30%	95.20%±3.52%
	LOSO	92.41%	94.71%	92.67%	93.68%

表 13-6　经典语谱图中所提取的 CS-FAT 在 Dataset-Sakar 上的分类性能

分类器	验证方法	Acc	Sen	Pre	F1
LR	5 折交叉	97.18%±1.40%	98.39%±0.90%	97.24%±2.23%	97.80%±1.09%
	10 折交叉	97.44%±2.42%	98.40%±2.07%	97.66%±2.67%	98.01%±1.87%
	LOSO	96.41%	98.39%	96.06%	97.21%

续表

分类器	验证方法	Acc	Sen	Pre	F1
NB	5 折交叉	92.56%±1.46%	94.70%±2.61%	93.58%±1.60%	93.90%±1.15%
	10 折交叉	91.03%±2.03%	95.98%±2.81%	90.65%±3.78%	93.16%±1.47%
	LOSO	89.23%	93.15%	90.23%	91.67%
SVM	5 折交叉	97.69%±1.40%	98.38%±1.71%	98.00%±1.42%	98.18%±1.13%
	10 折交叉	97.69%±2.55%	98.77%±2.79%	97.63%±2.05%	98.18%±2.08%
	LOSO	96.67%	96.77%	97.95%	97.35%
RF	5 折交叉	96.15%±2.56%	98.38%±1.68%	95.83%±4.03%	97.04%±1.93%
	10 折交叉	96.41%±3.46%	98.38%±2.81%	96.23%±4.29%	97.24%±2.66%
	LOSO	94.36%	97.98%	93.46%	95.67%
MLP	5 折交叉	97.69%±1.90%	98.79%±1.10%	97.64%±2.09%	98.21%±1.45%
	10 折交叉	97.44%±2.09%	98.80%±1.93%	97.29%±2.56%	98.02%±1.61%
	LOSO	95.64%	98.79%	94.59%	96.65%
KNN	5 折交叉	96.15%±2.40%	97.58%±2.62%	96.47%±2.52%	97.00%±1.90%
	10 折交叉	95.90%±3.46%	96.80%±4.13%	96.82%±2.43%	96.77%±2.78%
	LOSO	93.08%	94.76%	94.38%	94.57%

在 Dataset-CPPDD 上,采用 RF 和 KNN 分类器进行分类时均达到了 92.41% 的最高 Acc;在 Dataset-Sakar 上,使用 SVM 分类器进行分类时达到了 96.67% 的最高 Acc。以上结果验证了基于经典语谱图所提取的 CS-FAT 在帕金森病检测中的有效性及在不同数据集上的适用性。此外,使用不同的分类器对经典语谱图中所提取的 CS-FAT 进行分类时,均获得了良好的分类性能,说明所提取特征对不同的分类器具有较强的泛化能力。

为了评估频率统计窗口及自适应阈值对 CS-FAT 分类性能的影响,进行了两组消融实验。表 13-7 展示了在 Dataset-CPPDD 和 Dataset-Sakar 两个数据集上,关于是否使用基于频率统计窗口对能量信息进行时域聚集统计的消融实验分类准确率结果,交叉验证方式采用 LOSO。其中,"×"表示基于短时间时频窗口统计能量变化信息,"√"表示通过建立频率统计窗口来对能量点变化信息进行时域聚集统计。为了更为直观地展示频率统计窗口的优势,绘制了 LOSO 验证方法下多个分类器的分类准确率柱状图,如图 13-6 所示。

表 13-7　基于频率统计窗口的消融实验分类准确率结果

数据集	频率统计窗口	LR	NB	SVM	RF	MLP	KNN
Dataset-CPPDD	×	83.77%	80.63%	86.65%	**87.96%**	83.77%	80.37%
	√	90.31%	89.27%	91.62%	**92.41%**	87.70%	**92.41%**
Dataset-Sakar	×	90.51%	77.18%	89.74%	92.05%	**92.82%**	86.15%
	√	96.41%	89.23%	**96.67%**	94.36%	95.64%	93.08%

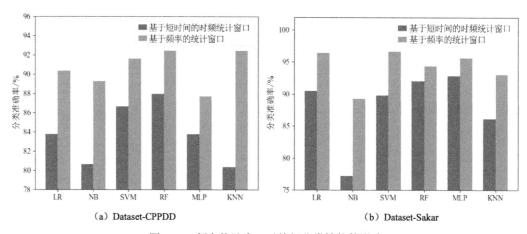

图 13-6　频率统计窗口对特征分类性能的影响

从图 13-6 中可以发现，在两个数据集上，通过利用频率统计窗口提取的 CS-FAT 性能均明显优于基于短时间的时频统计窗口。这是因为语谱图中的能量不规律波动在时域上具有随机性，基于短时间的时频统计窗口得到的特征统计的是局部时频域内的能量分布，容易受到时间随机性的影响，无法反映出整体能量分布差异。而基于频率的统计窗口是基于谱线分布建立的，对整个发音时间内的能量梯度方向进行聚合统计，防止特征中携带的时间属性影响分类。此外，基于频率的统计窗口覆盖的时频域范围较大，可以实现特征降维。因此，基于频率的统计窗口不仅保留了完整的能量信息，还利用低维的特征实现了更好的分类性能。

表 13-8 展示了在 Dataset-CPPDD 和 Dataset-Sakar 两个数据集上基于自适应阈值的消融实验分类准确率结果，交叉验证方式采用 LOSO。其中，"×"表示未对频率属性拓扑进行自适应阈值处理，"√"表示对自适应阈值处理后的频率属性拓扑提取连通结构特征。为了更为直观地比较自适应阈值在特征提取中的优势，绘制了 LOSO 验证方法下多个分类器的分类准确率柱状图，如图 13-7 所示。

从图 13-7 中可以观察到，在两个数据集上使用不同分类器进行分类时，经过自适应阈值处理后的 CS-FAT 分类性能得到了显著提升。这是因为属性拓扑统计的是语谱中某段频率范围中的能量信息分布，能量变化的随机性导致各个方向属性之间均存在耦合关系，从而导致属性拓扑图的结构具有连通性。因此，未进行自适应阈值处理的 CS-FAT 无法在结构上反映帕金森病患者与健康者的语谱图能量分布差异。使用自适应阈值对属性拓扑进行处理可以消除弱耦合，降低拓扑结构对弱耦合的敏感性，从而提高拓扑结构的稳定性及对能量分布信息的表示能力。

表 13-8　基于自适应阈值的消融实验分类准确率结果

数据集	自适应阈值	LR	NB	SVM	RF	MLP	KNN
Dataset-CPPDD	×	**84.82%**	84.03%	82.72%	84.03%	83.77%	81.15%
	√	90.31%	89.27%	91.62%	**92.41%**	87.70%	**92.41%**
Dataset-Sakar	×	**70.77%**	48.46%	**70.77%**	68.97%	67.44%	66.92%
	√	96.41%	89.23%	**96.67%**	94.36%	95.64%	93.08%

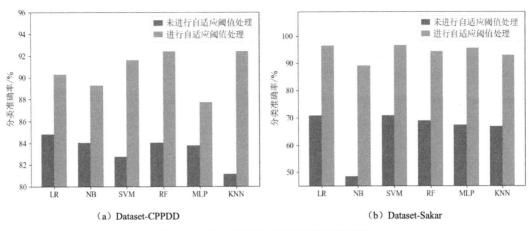

图 13-7　自适应阈值对特征分类性能的影响

　　经过自适应阈值处理后得到的 A-FAT 在帕金森病患者与健康者之间存在明显差异。根据图 13-3 可以发现，健康者的 A-FAT 结构具有连通性，而帕金森病患者的 A-FAT 特征结构中属性间存在明显的断连现象。这种连通结构的差异反映了帕金森病患者与健康者在发音时的能量波动差异。健康者具有较强的发音控制能力，其语谱图中的能量分布较为平稳和规律。因此，健康者的 A-FAT 结构中属性节点之间均具有较强的耦合关系，在经过自适应阈值处理后的 A-FAT 结构中表现为连通的拓扑结构。相反地，帕金森病患者的发音控制能力差，其语谱图中的能量变化不规律，导致 A-FAT 结构中某些方向属性之间的耦合关系较差，进而出现部分属性节点之间的断连现象。

13.4　本章小结

　　本章主要介绍了基于频率属性拓扑的连通结构特征提取方法，并在 TQWT 语谱图和经典语谱图中提取基于频率属性拓扑的连通结构特征。首先，计算语谱图中各个能量点的梯度信息；其次，基于语谱图中的谱线分布建立多个频率统计窗口，并利用频率属性拓扑对窗口内各个能量点的梯度信息进行统计；最后，通过自适应阈值对频率属性拓扑进行消边处理，并提取连通结构特征进行分类。本研究在两个不同语谱图中分别提取 CS-FAT，并在两个不同语种的帕金森病语音数据集中分别进行实验。实验结果表明，基于经典语谱图提取的 CS-FAT 在两个数据集上均展现出了更好的分类性能，而基于 TQWT 语谱图的 CS-FAT 分类性能一般，说明所提取的 CS-FAT 更适用于描述经典语谱图中的能量分布信息。

第 14 章

组合特征实验与综合实验分析

14.1 引言

在第 12 章和第 13 章中，分别从时间和频率角度对不同语谱图中的能量变化信息进行了统计与表示，并基于时间差值属性拓扑和频率属性拓扑对能量信息进行可视化，利用拓扑结构在帕金森病患者与健康者间的连通性差异实现帕金森病检测。时间差值属性拓扑通过建立短时间的时频统计窗口，利用属性拓扑来描述窗口内的能量分布情况。通过对相邻短时间窗口中的拓扑边权值作差，进而描述能量分布在短时间内的动态变化情况。而频率属性拓扑主要根据谱线分布建立频率统计窗口，通过拓扑边权统计窗口内能量点的梯度方向信息，并利用各属性间边权值的均匀性来反映整个发音时间内能量波动的全局稳定性。本节对基于时间差值属性拓扑和频率属性拓扑所提取的连通结构特征进行组合，探究从时间和频率两个维度出发所得到的组合特征在帕金森病检测中的性能。

14.2 基于 TDAT 和 FAT 的组合特征

14.2.1 组合特征提取

为了充分利用能量的短时动态变化信息和全局分布信息，本节将 CS-TDAT 数据集和 CS-FAT 数据集进行组合，并将组合后的数据集输送到不同的分类器中进行分类。基于组合特征的帕金森病构音障碍检测架构如图 14-1 所示。

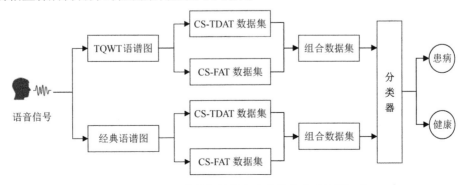

图 14-1 基于组合特征的帕金森病构音障碍检测架构

CS-TDAT 数据集可以表示为一个 $n \times m_1$ 的矩阵 A，CS-FAT 数据集可以表示为一个 $n \times m_2$ 的矩阵 B。其中，n 为数据集中的样本数量，m_1 和 m_2 分别表示 CS-TDAT 数据集和 CS-FAT 数据集的特征数量。将矩阵 A 和矩阵 B 按列拼接，可以得到一个 $n \times (m_1 + m_2)$ 的矩阵 C，则矩阵 C 可以表示为

$$C = [A, B] \tag{14-1}$$

矩阵 C 即基于 CS-TDAT 数据集和 CS-FAT 数据集的组合数据集，将组合数据集输送到不同分类器，以实现对帕金森病患者和健康者的分类。

14.2.2 基于 TQWT 语谱图的组合特征实验结果

本节实验所采用的帕金森病语音数据集为 3.1 节中所提到的 Dataset-CPPDD 和 Dataset-Sakar。将 CS-TDAT 数据集和 CS-FAT 数据集进行组合，并输送到不同的分类器中进行分类。为了便于比较特征性能，本节实验采用了与 12.3.1 节及 13.3.1 节一致的评价指标、交叉验证方式及分类器。表 14-1 和表 14-2 分别给出了基于 TQWT 语谱图的组合特征在 Dataset-CPPDD 和 Dataset-Sakar 上的分类性能。

表 14-1 基于 TQWT 语谱图的组合特征在 Dataset-CPPDD 上的分类性能

分类器	验证方法	Acc	Sen	Pre	F1
LR	5 折交叉	68.35%±3.94%	77.72%±9.22%	71.44%±2.76%	74.19%±4.40%
	10 折交叉	70.74%±6.76%	81.68%±7.79%	72.47%±5.96%	76.64%±5.73%
	LOSO	66.23%	76.34%	69.51%	72.77%
NB	5 折交叉	66.49%±3.51%	74.12%±4.52%	70.75%±3.57%	72.32%±2.95%
	10 折交叉	67.01%±8.09%	74.88%±9.39%	70.75%±6.59%	72.68%±7.60%
	LOSO	65.70%	73.66%	69.92%	71.74%
SVM	5 折交叉	69.14%±5.22%	79.04%±6.71%	71.83%±4.57%	75.13%±4.40%
	10 折交叉	68.88%±8.43%	79.43%±9.57%	71.21%±6.97%	74.95%±7.35%
	LOSO	69.92%	79.02%	72.54%	75.64%
RF	5 折交叉	69.65%±3.80%	88.41%±5.27%	69.23%±3.95%	77.50%±2.51%
	10 折交叉	69.92%±5.56%	87.92%±6.81%	69.57%±4.36%	77.54%±4.13%
	LOSO	65.70%	83.48%	66.79%	74.21%
MLP	5 折交叉	66.76%±5.38%	72.83%±8.97%	72.04%±6.79%	72.04%±4.83%
	10 折交叉	65.18%±7.36%	71.46%±11.23%	70.45%±6.17%	70.52%±7.26%
	LOSO	64.38%	70.98%	69.43%	70.20%
KNN	5 折交叉	65.17%±1.47%	90.19%±5.09%	64.78%±1.11%	75.34%±1.66%
	10 折交叉	64.14%±5.85%	90.18%±6.31%	63.97%±3.47%	74.80%±4.16%
	LOSO	63.85%	87.05%	64.36%	74.00%

表 14-2　基于 TQWT 语谱图的组合特征在 Dataset-Sakar 上的分类性能

分类器	验证方法	Acc	Sen	Pre	F1
LR	5 折交叉	90.51%±3.34%	93.55%±3.57%	92.00%±5.57%	92.63%±2.51%
	10 折交叉	90.51%±4.99%	93.95%±5.09%	91.64%±5.52%	92.64%±3.87%
	LOSO	87.95%	92.34%	89.11%	90.69%
NB	5 折交叉	87.18%±4.88%	89.11%±5.64%	90.69%±4.70%	89.79%±3.98%
	10 折交叉	87.18%±6.16%	89.15%±8.02%	90.66%±4.52%	89.72%±5.14%
	LOSO	86.41%	87.90%	90.46%	89.16%
SVM	5 折交叉	90.26%±2.66%	86.71%±4.57%	97.77%±1.61%	91.84%±2.41%
	10 折交叉	90.26%±3.59%	86.32%±5.00%	98.20%±2.32%	91.80%±3.08%
	LOSO	88.97%	92.74%	90.20%	91.45%
RF	5 折交叉	91.28%±2.78%	93.17%±4.37%	93.49%±5.41%	93.15%±2.11%
	10 折交叉	91.54%±4.84%	93.58%±5.39%	93.40%±4.73%	93.37%±3.75%
	LOSO	89.23%	90.32%	92.56%	91.43%
MLP	5 折交叉	90.51%±1.46%	93.57%±6.05%	91.95%±3.35%	92.56%±1.50%
	10 折交叉	90.51%±4.99%	93.98%±7.11%	91.39%±2.30%	92.56%±4.25%
	LOSO	90.77%	93.15%	92.40%	92.77%
KNN	5 折交叉	91.03%±3.27%	94.76%±2.28%	91.68%±5.17%	93.10%±2.39%
	10 折交叉	91.54%±4.69%	94.77%±4.66%	92.34%±4.90%	93.44%±3.65%
	LOSO	90.26%	92.34%	92.34%	92.34%

从表 14-1 和表 14-2 中可以发现，基于 TQWT 语谱图得到的组合特征在两个数据集上达到的最高 Acc 分别为 70.74%和 91.54%。使用 LOSO 作为验证方法时，在 Dataset-CPPDD 上使用 SVM 分类器得到的最高 Acc 为 69.92%，在 Dataset-Sakar 上使用 MLP 分类器得到的最高 Acc 为 90.77%。基于 TQWT 语谱图的组合特征在 Dataset-Sakar 上的分类性能高于 Dataset-CPPDD 上的分类性能，产生这一差异的原因可能是两个数据集对应不同的语种，其发音习惯及发音部位有所不同。基于 TQWT 语谱图的组合特征在处理 Dataset-Sakar 时表现出一定的局限性，这可能是由于该特征对不同语种的适用性存在差异。这一现象揭示了基于 TQWT 语谱图的组合特征在处理多样化语种数据时的挑战和潜在的优化空间。

14.2.3　基于经典语谱图的组合特征实验结果

为了进一步分析组合特征在帕金森病检测中的分类性能，本研究基于经典语谱图进行组合特征提取与分类。本节实验中采用的评价指标、交叉验证方法及分类器与 12.3.2 节和 13.3.2 节中的一致。表 14-3 和表 14-4 分别给出了基于经典语谱图的组合特征在 Dataset-CPPDD 和 Dataset-Sakar 上的分类性能。

表 14-3　基于经典语谱图的组合特征在 Dataset-CPPDD 上的分类性能

分类器	验证方法	Acc	Sen	Pre	F1
LR	5 折交叉	93.46%±2.77%	93.81%±4.30%	95.37%±4.39%	94.46%±2.35%
	10 折交叉	92.93%±2.79%	93.83%±3.68%	94.52%±4.63%	94.06%±2.30%
	LOSO	90.58%	90.31%	93.61%	91.93%
NB	5 折交叉	89.27%±1.69%	90.74%±3.93%	91.25%±2.33%	90.93%±1.56%
	10 折交叉	88.49%±4.13%	90.34%±5.76%	90.92%±6.88%	90.34%±3.32%
	LOSO	87.43%	88.99%	89.78%	89.38%
SVM	5 折交叉	94.77%±1.27%	96.47%±1.21%	94.88%±2.24%	95.65%±1.00%
	10 折交叉	95.30%±2.94%	96.48%±1.86%	95.92%±4.94%	96.12%±2.30%
	LOSO	91.62%	92.95%	92.95%	92.95%
RF	5 折交叉	94.77%±3.06%	96.92%±2.53%	94.54%±3.64%	95.68%±2.51%
	10 折交叉	94.51%±3.78%	96.96%±3.58%	94.46%±5.92%	95.54%±2.94%
	LOSO	92.67%	95.15%	92.70%	93.91%
MLP	5 折交叉	94.76%±2.09%	95.57%±4.16%	95.70%±2.34%	95.56%±1.86%
	10 折交叉	95.02%±2.62%	96.46%±4.06%	95.36%±3.41%	95.82%±2.21%
	LOSO	89.79%	92.51%	90.52%	91.50%
KNN	5 折交叉	95.55%±2.17%	97.79%±1.57%	94.96%±2.92%	96.33%±1.72%
	10 折交叉	95.81%±3.33%	98.24%±2.27%	95.13%±4.63%	96.59%±2.58%
	LOSO	90.84%	94.71%	90.34%	92.47%

表 14-4　基于经典语谱图的组合特征在 Dataset-Sakar 上的分类性能

分类器	验证方法	Acc	Sen	Pre	F1
LR	5 折交叉	95.64%±1.46%	98.37%±2.66%	95.10%±3.33%	96.64%±1.07%
	10 折交叉	95.38%±2.65%	98.77%±2.79%	94.47%±4.10%	96.49%±1.93%
	LOSO	92.56%	95.16%	93.28%	94.21%
NB	5 折交叉	94.62%±1.07%	98.78%±1.83%	93.24%±2.24%	95.90%±0.76%
	10 折交叉	94.62%±2.55%	99.18%±1.72%	93.06%±4.12%	95.95%±1.79%
	LOSO	91.28%	98.79%	88.77%	93.51%
SVM	5 折交叉	95.64%±1.46%	97.57%±2.24%	95.78%±3.11%	96.62%±1.09%
	10 折交叉	96.41%±1.79%	98.38%±2.09%	96.15%±2.47%	97.22%±1.37%
	LOSO	93.08%	96.37%	93.00%	94.65%
RF	5 折交叉	97.18%±2.11%	98.78%±1.82%	96.99%±3.51%	97.83%±1.54%
	10 折交叉	97.18%±1.89%	100.00%±0.00%	95.84%±2.72%	97.86%±1.42%
	LOSO	95.13%	99.60%	93.21%	96.30%
MLP	5 折交叉	97.44%±1.57%	98.37%±2.66%	97.66%±2.14%	97.98%±1.27%
	10 折交叉	97.18%±2.82%	98.35%±4.01%	97.39%±3.52%	97.78%±2.30%
	LOSO	94.87%	96.77%	95.24%	96.00%
KNN	5 折交叉	96.67%±1.46%	98.38%±1.71%	96.54%±2.75%	97.42%±1.09%
	10 折交叉	96.67%±1.73%	98.77%±1.99%	96.21%±3.03%	97.42%±1.32%
	LOSO	93.85%	99.19%	91.79%	95.35%

从表 14-3 和表 14-4 中可以看出，基于经典语谱图的组合特征在 Dataset-CPPDD 和 Dataset-Sakar 上达到的最高 Acc 分别为 95.81% 和 97.44%。使用 LOSO 作为验证方法时，在 Dataset-CPPDD 上使用 RF 分类器得到的最高 Acc 为 92.67%，在 Dataset-Sakar 上使用 RF 分类器得到的最高 Acc 为 95.13%。尽管基于经典语谱图的组合特征在 Dataset-Sakar 上的最高 Acc 仍略高于在 Dataset-CPPDD 上的最高 Acc，但组合特征在两个数据集上均取得了良好的分类效果，这验证了基于经典语谱图提取的组合特征在帕金森病构音障碍检测中的有效性。从实验结果的整体分析来看，基于经典语谱图的组合特征在不同语种的数据集上均展现出了良好的适用性，表明经典语谱图中所提取的组合特征在处理多语种数据时具有一定的通用性和稳定性，能够较好地处理不同语种之间的差异。

14.3　对比实验

14.3.1　与所提取方法对比

本节对 CS-TDAT、CS-FAT 及组合特征的分类性能进行对比和分析，分别探讨同一特征提取方法在不同语谱图中的对比，以及同一语谱图中的不同特征提取方法的对比。

14.3.1.1　同一特征提取方法在不同语谱图中的对比

基于不同的信号处理方法进行特征提取是帕金森病检测中的关键，其直接影响后续分类器的性能。本研究通过对原始语音信号获取 TQWT 语谱图和经典语谱图，将时域信号变换到时频域中来提取相关特征。为了深入理解不同语谱图对所提取特征分类性能的影响，本研究在同一数据集上分别对 TQWT 语谱图和经典语谱图下的特征性能进行对比与分析。图 14-2、图 14-3 和图 14-4 分别给出了 CS-TDAT、CS-FAT 和组合特征在不同语谱图中的分类性能对比。

从图 14-2、图 14-3 和图 14-4 中可以发现，在 Dataset-CPPDD 上，三种特征在 TQWT 语谱图中的分类性能均表现一般，而在经典语谱图中的分类准确率均有明显提升；在 Dataset-Sakar 上，三种特征在两个不同的语谱图中均展现出良好的区分效果，但在经典语谱图中的特征对帕金森病的区分性能更佳。这一现象表明，本研究所提取的 CS-TDAT、CS-FAT 和组合特征与经典语谱图相结合，可以更好地揭示帕金森病在语音信号中的表现。这可能是因为 TQWT 语谱图主要关注主导性频率范围内的时频局部化特性，而经典语谱图则提供了更为全面的时频分布信息。帕金森病患者的语音信号往往伴随着一定的频率变化，这些变化在经典语谱图中体现更为全面。因此，帕金森病语音信号的全局频率特性在经典语谱图中得到了更好的解释。本研究提出的 CS-TDAT、CS-FAT 和组合特征均利用拓扑结构对能量分布信息进行统计，这种统计性的特征表示方式更适用于描述经典语谱图中的全局频率特性，从而提高分类准确率。相比之下，TQWT 语谱图的时频表示更为精准和局部化，因此需要更为细致的特征表示方法来描述 TQWT 语谱图的时频特性。

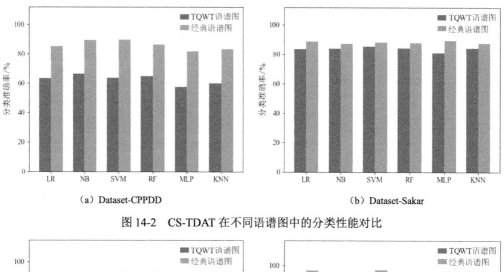

（a）Dataset-CPPDD   （b）Dataset-Sakar

图 14-2   CS-TDAT 在不同语谱图中的分类性能对比

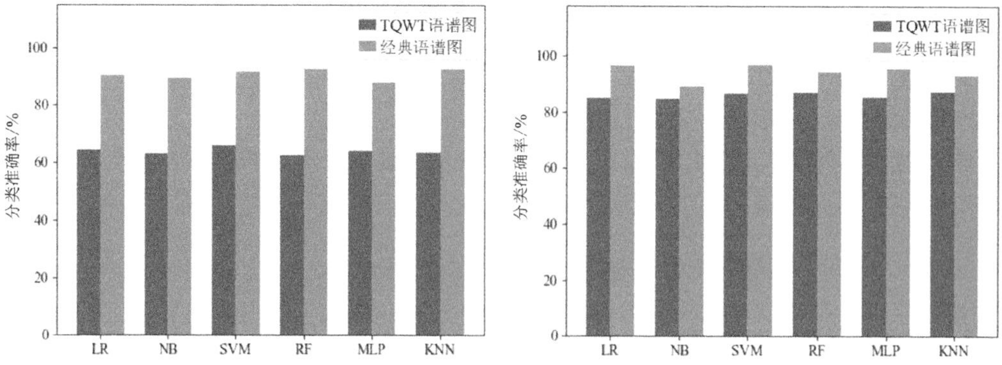

（a）Dataset-CPPDD   （b）Dataset-Sakar

图 14-3   CS-FAT 在不同语谱图中的分类性能对比

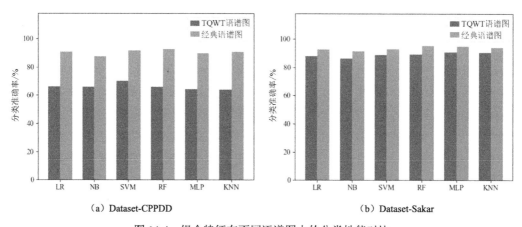

（a）Dataset-CPPDD   （b）Dataset-Sakar

图 14-4   组合特征在不同语谱图中的分类性能对比

此外，通过对比同一特征表示方法在不同数据集中的表现，可以发现在经典语谱图中所提取的特征在两个语种的数据集中均具有良好的分类效果，而 TQWT 语谱图所提取的特征在不同语种中的分类表现则存在较大的差异。这一现象也验证了本研究所提取的特征与经典语谱图相结合，可以表现出良好的跨语种泛化能力。

综上所述，通过将本研究提出的 CS-TDAT、CS-FAT 和组合特征与经典语谱图表示相结合，可以更有效地提取帕金森病语音信号的特征，从而提升分类准确率。此外，本节分析也体现了不同语谱图表示对分类性能的重要性。在进一步的研究中，可以继续探索其他语谱图表示在帕金森病语音信号处理中的应用，以寻求更加有效的特征表示方法。

14.3.1.2　同一语谱图中的不同特征提取方法对比

14.3.1.1 节中探讨了语谱图表示对帕金森病检测性能的影响，通过比较分析，发现经典语谱图表示与本节所提取特征相结合可以实现出色的分类效果，并展现出良好的跨语种泛化能力。除了语谱图表示，不同的特征提取方法也决定了帕金森病检测的性能。特征提取作为信号处理中的核心环节，可以从帕金森病语音数据中精准地提取出最具区分性和代表性的信息。因此，选择合适的特征提取方法对于提高分类准确性至关重要。为了深入探究本节所提取的 CS-TDAT、CS-FAT 和组合特征的特点和适用性，本节将对这些方法进行详细的分析和讨论。

图 14-5 和图 14-6 分别给出了 TQWT 语谱图中的三种特征在 Dataset-CPPDD 和 Dataset-Sakar 下的分类性能对比柱状图，其分类准确率结果均通过 LOSO 验证方法获得。从图 14-5 和图 14-6 中可以发现，在 Dataset-CPPDD 下，基于 TQWT 语谱图的组合特征分类准确率最高可达到 69.92%，TQWT 语谱图中 CS-TDAT 与 CS-FAT 的最佳分类表现基本一致，其区分能力略逊于组合特征。在 Dataset-Sakar 下，在不同分类器下，CS-FAT 的分类性能均高于 CS-TDAT 的分类性能，而组合特征的分类表现相较于 CS-FAT 更佳，最高可达到 90.77%。从基于 TQWT 语谱图的特征分类结果来看，CS-FAT 的表现均优于 CS-TDAT 的表现。这是因为 CS-FAT 基于整个发音过程的能量分布进行统计，侧重于描述语音信号的整体时频变化，从而更有效地捕捉帕金森病语音信号在整个发音过程中的内在规律和特性。

CS-TDAT 是基于短时间窗口统计局部的时频能量变化，注重描述语音信号能量在相邻短时间窗口间的相对差异，能够捕捉到语音信号中细微的动态变化，其包含的局部信息更为细节。而不同患者在不同的发音过程中其强度及频率变化均具有随机性，因此局部性的特征信息在不同的患者之间的泛化能力较弱，导致 CS-TDAT 的分类性能相对较差。在 TQWT 语谱图的帕金森病语音信号中，CS-FAT 的全局性描述方式使其能够捕捉整个发音时间段内的能量分布，从而更有效地捕获与帕金森病相关的关键信息。组合特征结合了 CS-TDAT 和 CS-FAT 的优势，通过结合语音信号的局部动态和全局信息，可以更为全面地描述语音信号的特征，从而进一步提升分类性能。

图 14-7 和图 14-8 分别给出了经典语谱图中的三种特征在 Dataset-CPPDD 和 Dataset-Sakar 下的分类性能对比柱状图，所采用的交叉验证方法为 LOSO。可以发现两个数据集上的最高分类准确率均能达到 90% 以上，验证了经典语谱图中所提取特征在帕金森病检测中的有效性。

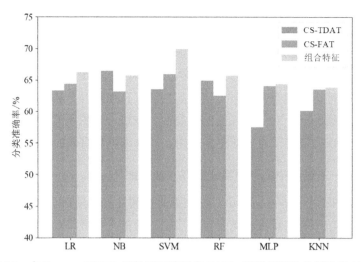

图 14-5　在 Dataset-CPPDD 下的不同特征在 TQWT 语谱图下的分类准确率对比

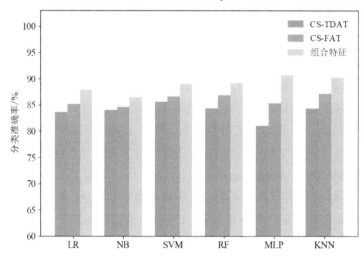

图 14-6　在 Dataset-Sakar 下的不同特征在 TQWT 语谱图下的分类准确率对比

此外，基于经典语谱图的 CS-TDAT 的分类表现相对较差，而 CS-FAT 与组合特征的分类表现均优于 CS-TDAT 的分类表现。经典语谱图侧重于语音信号的全局频率特性，因此特征的全局频率特性对分类结果具有重要影响。然而，CS-TDAT 的全局性限制导致其分类性能相对较差。在两个数据集下综合对比 CS-FAT 和组合特征，可以发现两个特征在不同分类器下的整体分类效果基本相当，在 Dataset-Sakar 下 CS-FAT 的分类准确率更高。产生该现象的原因可能是 CS-FAT 描述了经典语谱图中能量分布的全局频率特性，该特征描述方式可能与土耳其语的发声方式具有良好的适配性，能够更为准确地反映土耳其语频率变化的声学特性。基于经典语谱图的组合特征虽包含全局与局部信息，但 CS-FAT 则专注于对分类性能影响更为显著的全局特性，因此在部分分类器下，CS-FAT 表现出更好的区分能力。

综上所述，不同语谱图具有不同的能量分布特性，不同的特征描述方法对不同语谱图的适配性也不同。因此，需要根据不同的语谱图特点选择适当的特征描述方法，以进一步提升帕金森病构音障碍检测的有效性。此外，与 CS-TDAT 相比，CS-FAT 具有更好的区分能力，体现了语音能量的全局性时频变化信息在帕金森病检测中的重要性。

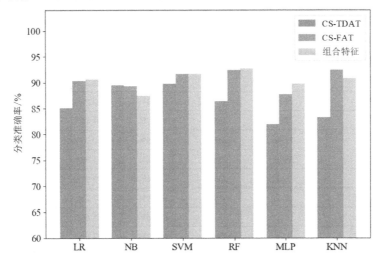

图 14-7　在 Dataset-CPPDD 下的不同特征在经典语谱图下的分类准确率对比

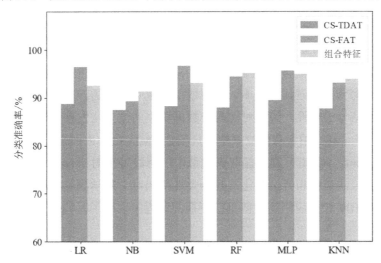

图 14-8　在 Dataset-Sakar 下的不同特征在经典语谱图下的分类准确率对比

14.3.2　与现有方法对比

为了进一步评估所提方法在帕金森病构音障碍检测中的有效性，将其分类性能与现有特征提取方法的分类性能进行比较。表 14-5 和表 14-6 分别给出了 Dataset-CPPDD 和 Dataset-Sakar 上的各个特征的分类性能对比。其中"—"表示文献中未提供此结果。从表 14-5 中可以发现在 Dataset-CPPDD 上，IEV-TQWT 的分类性能最佳。而本研究所提出的六种特征中，分类表现最佳的是在经典语谱图中所提取的组合特征。其 Acc 为 92.67%，仅次于 IEV-TQWT，并且其特征维度远低于其他现有特征。从表 14-6 中可以发现，在 Dataset-Sakar

上，使用 LOSO 进行交叉验证时，本研究从经典语谱图中所提取的 CS-FAT 以最低的特征维度达到了最高的 Acc 及 F1。

表 14-5　所提方法与现有特征提取方法在 Dataset-CPPDD 上的分类性能对比

方法	特征维度	验证方法	Acc	Rec	Pre	F1
声学测量特征	21	LOSO	83.39%	77.76%	81.51%	79.60%
CNN	9216	LOSO	91.00%	85.21%	92.12%	88.53%
SFLG-FT	2880	10 折交叉	90.81%	82.28%	—	—
SFLG-MEL	2880	LOSO	91.39%	91.10%	—	—
EMD-EDF	2880	LOSO	92.59%	90.99%	94.67%	92.28%
IEV-TQWT	2880	LOSO	94.06%	94.53%	95.65%	95.09%
SF-CDAT	320	LOSO	87.96%	92.07%	88.19%	90.09%
CS-TDAT（TQWT）	256	LOSO	66.49%	77.23%	69.48%	73.15%
CS-FAT（TQWT）	64	LOSO	65.96%	73.66%	70.21%	71.90%
组合特征（TQWT）	320	LOSO	69.92%	79.02%	72.54%	75.64%
CS-TDAT（经典）	256	LOSO	89.79%	95.59%	88.21%	91.75%
CS-FAT（经典）	64	LOSO	92.41%	94.71%	92.67%	93.68%
组合特征（经典）	320	LOSO	92.67%	95.15%	92.70%	93.91%

在已有方法的对比分析中，Jitter、Shimmer 等声学测量特征被广泛用于对语音信号进行量化，并作为检测帕金森病构音障碍的早期标志物。声学测量特征主要用于衡量语音信号的周期性和振幅变化，但其是在单一的时域或频域中提取的，其信息描述相对单一，无法全面反映语音信号的特性。通过对比两个数据集中的结果，发现声学测量特征的分类性能均较低，这验证了其在帕金森病检测中的局限性。MFCC 和人因倒谱系数（Human Factor Cepstral Coefficient，HFCC）通过提取梅尔域中的声纹特征对语音信号进行分析，能够更好地描述语音信号的音色和音调变化，其分类性能相对于声学测量特征来说也有所提升。然而，MFCC 和 HFCC 在应用离散傅里叶变换的过程中丢失了时间信息，无法捕捉语音信号的动态变化。

TQWT 可以对语音信号进行分解，并对子信号提取能量和熵特征。TQWT 能够在不同的尺度上同时分析信号的时频信息，在捕捉语音信号中的复杂特征方面具有更高的灵活性。可以发现，TQWT 在 Dataset-Sakar 上的分类表现明显优于声学测量特征，但 TQWT 提取的是整个发音时间段内的能量分布特征和子带的信息量，对于能量在时域上的动态变化描述较为粗略，因此分类性能相对有限。

表 14-6　所提方法与现有特征提取方法在 Dataset-Sakar 上的分类性能对比

方法	特征维度	交叉验证法	Acc	Rec	Pre	F1
声学测量特征	21	LOSO	79.00%	—	—	75.00%
TQWT	432	LOSO	85.00%	—	—	84.00%
MFCC	20	LOSO	82.50%	80.00%	—	—

续表

方法	特征维度	交叉验证法	Acc	Rec	Pre	F1
HFCC	14	LOSO	87.50%	90.00%	—	—
CNN	9216	LOSO	93.40%	90.01%	95.01%	92.44%
SFLG-FT	2880	10 折交叉	97.27%	97.11%	—	—
SFLG-MEL	2880	LOSO	95.33%	95.45%	—	—
EMD-EDF	2880	LOSO	96.54%	92.01%	99.45%	96.20%
IEV-TQWT	2880	LOSO	90.37%	92.19%	91.30%	91.75%
SF-CDAT	320	LOSO	92.82%	96.37%	92.64%	94.47%
CS-TDAT（TQWT）	256	LOSO	85.64%	86.69%	90.34%	88.48%
CS-FAT（TQWT）	64	LOSO	87.18%	91.53%	88.67%	90.08%
组合特征（TQWT）	320	LOSO	90.77%	93.15%	92.40%	92.77%
CS-TDAT（经典）	256	LOSO	89.49%	93.55%	90.27%	91.88%
CS-FAT（经典）	64	LOSO	96.67%	96.77%	97.95%	97.35%
组合特征（经典）	320	LOSO	95.13%	99.60%	93.21%	96.30%

　　CNN 通过卷积神经网络学习经典语谱图中的能量分布信息，从而能够更细致地描述帕金森病患者与健康者在发音时的时频域能量差异。从性能对比结果来看，CNN 的分类性能相较于声学测量特征、TQWT、MFCC 及 HFCC 来说均有明显提升，但低于本研究在经典语谱图中所提取的 CS-FAT 及组合特征。这主要是由于 CNN 是数据驱动模型，对小规模的数据集学习能力有限，进而可能导致其泛化能力较差。而本研究的特征提取均在语音信号处理方面进行，并且通过属性拓扑进行可视化表示，特征的物理意义更加明确。

　　SFLG-FT、SFLG-MEL、EMD-EDF、IEV-TQWT 这些方法均在不同语谱图表示下，从信号处理角度出发提取能量特征。SFLG-FT 和 SFLG-MEL 分别在经典语谱图和 MEL 语谱图中提取能量特征，其中 SFLG-MEL 在两个数据集上的分类性能均略低于所提取特征，而在 Dataset-Sakar 上，SFLG-FT 在 10 折交叉验证方法下的分类准确率略高于所提取方法。然而在进行 10 折交叉验证时，训练集和测试集可能会包含同一个受试者的语音，导致分类结果过于乐观。EMD-EDF 是对语音信号进行 EMD 分解后提取固有模态函数分量，并基于单个固有模态函数分量提取语谱图中的能量方向特征。该方法通过采用 EMD 分解获取声道及声带振动信息，在此基础上提取的能量特征可以得到有效的声纹信息。其分类准确率与本研究所提的最佳特征相当，但其 F1 略低于经典语谱图中的 CS-FAT 和组合特征的 F1。IEV-TQWT 利用 TQWT 对语音信号进行分解，基于最大能量子带获取 TQWT 语谱图，并在 TQWT 语谱图的基础上提取瞬时能量特征。IEV-TQWT 在 Dataset-CPPDD 上取得了最高的分类性能，而在 Dataset-Sakar 上的分类性能一般。综合上述四种特征在两个帕金森病语音数据集中的分类表现，可以发现将语谱图表示与更为细节的特征描述方式相结合可以更好地区分帕金森病患者。然而上述特征的维度均很高，这可能导致在规模较小的帕金森病语音数据集中产生过拟合现象。

　　SF-CDAT 是对 SFLG-FT 的改进，利用形式背景对经典语谱图中的能量点和对应的方向信息进行统计，同时借助属性拓扑进行特征的结构化表示和降维，低维的 SF-CDAT 在两个数据集上仍可取得良好的分类准确率。本研究所提取的 CS-TDAT 和 CS-FAT 分别从时间和频率角度出发，利用属性拓扑统计能量谱中的变化情况。其中，CS-TDAT 则对相邻短时间窗口中的拓扑边权值进行作差，CS-FAT 基于能量谱线分布建立基于频率的统计窗口，两种特征在维度上进一步降低。在两个数据集中，基于经典语谱图提取的 CS-FAT 维度仅为 SF-CDAT 的五分之一，但其分类准确率与 SF-CDAT 相比提升了 4%左右，且其他分类指标均高于 SF-CDAT。SF-CDAT 是基于短时间的时频统计窗口进行提取的，语音的不规则波动在时域上是随机发生的，因此，SF-CDAT 容易受到时间随机性干扰而无法反映整体的能量分布特性。而 CS-FAT 根据谱线的分布建立了频率统计窗口，对整个发音时间内的能量梯度方向进行全局性统计，能够更好地描述语音信号的时频特性。CS-TDAT 在 Dataset-CPPDD 上的分类准确率高于 SF-CDAT 在 Dataset-CPPDD 上的分类准确率，但与在 Dataset-Sakar 上的分类表现相反。CS-TDAT 虽在特征维度上有所优化，但其提取过程同样是基于短时间时频统计窗口的，缺乏对语音能量的全局性描述，因此分类性能相对有限。组合特征结合了 CS-FAT 和 CS-TDAT 的优势，从全局和局部两个方面对语音能量进行全面描述，其分类性能相较于 SF-CDAT 有明显提升。此外，本研究的特征提取方法与 SF-CDAT 相比，实现了由能量变化信息到拓扑结构的直接转换，无须进行形式背景表示，在很大程度上简化了拓扑结构的建立过程。

鉴于 TQWT 与 IEV-TQWT 在帕金森病检测中的良好表现，本研究基于 TQWT 语谱图提取 CS-FAT、CS-TDAT 和组合特征，以探究所提方法在 TQWT 语谱图中的分类性能。在 Dataset-CPPDD 上，本研究基于 TQWT 语谱图所提取出的特征分类表现较差，而 IEV-TQWT 达到了最佳分类性能；在 Dataset-Sakar 上，TQWT 语谱图所提取的 CS-FAT 和 CS-TDAT 分类性能均低于 IEV-TQWT，组合特征与 IEV-TQWT 的分类性能相当。TQWT 语谱图侧重于描述语音信号的主导频率范围内的时频特性，抑制了部分频带范围内的噪声信息，从而实现对信号更为精准和局部化的表示。因此，需要更为细致的特征表示方法来提取 TQWT 语谱图中的能量信息。较于本研究所提取的统计性特征，IEV-TQWT 对能量分布描述更为细致，更适用于描述 TQWT 语谱图的局部特性。本研究所提取的特征在经典语谱图上的分类性能明显优于 TQWT 语谱图上的分类性能。这是因为经典语谱图提供了更为全面的频率范围信息，并且本研究所提出的统计性特征表示方式及自适应阈值处理可以抑制经典语谱图中的噪声信息。在 TQWT 语谱图中所提取的三种特征在两个语种数据集上的分类性能表现出较大差异，进一步说明了 CS-FAT、CS-TDAT 及组合特征在 TQWT 语谱图中的局限性。

综合以上分析可知，本研究在经典语谱图中提取的 CS-FAT 和组合特征在两个数据集上均达到了良好的区分能力。本研究所提取方法简化了拓扑结构的建立过程，以更低维度的特征表示实现了较高的分类性能。此外，CS-FAT 和组合特征在经典语谱图中展现出良好的分类性能，同时简化了复杂的语谱图处理过程。所提特征通过拓扑结构直观地反映了帕金森病患者与健康者之间的显著差异,并在两个语种的数据集上均展现出良好的分类性能,从而验证了经典语谱图中 CS-FAT 和组合特征在帕金森病构音障碍检测中的有效性。

14.4　本章小结

本章首先对上述章节中所提出的 CS-FAT 和 CS-TDAT 进行组合,并探究组合后的特征在经典语谱图和 TQWT 语谱图中的分类性能;然后,探究了同一方法在不同语谱图中的表现,以及同一语谱图下的不同方法对比。分析表明,不同的特征描述方法对不同语谱图的适配性不同,而本节所提取方法与经典语谱图相结合可以更有效地区分帕金森病患者和健康者。此外,在帕金森病构音障碍检测中,全局性时频变化信息的特征描述对于分类性能具有关键性影响;最后,将本节所提取方法与国内外的特征提取方法进行对比分析,可以发现本研究在经典语谱图中提取的 CS-FAT 和组合特征在不同语种的数据集上均达到了良好的分类性能。此外,本研究所提取的 CS-FAT 维度更低,有效地防止了在小规模的帕金森病语音数据集上的过拟合问题,验证了所提方法在帕金森病检测中的先进性和有效性。

参考文献

[1] AICH S, KIM H C, YOUNGA K, et al. A Supervised Machine Learning Approach Using Different Feature Selection Techniques on Voice Datasets for Prediction of Parkinson's Disease[C]//2019 21st International Conference on Advanced Communication Technology (ICACT). 2019. DOI: 10. 23919/ICACT. 2019. 8701961.

[2] ASHOUR A S, NOUR M K A, POLAT K, et al. A Novel Framework of Two Successive Feature Selection Levels Using Weightbased Procedure for Voice-Loss Detection in Parkinson's Disease[J]. IEEE Access, 2020, 8(4): 76193-76203.

[3] BENBA A, JILBAB A, HAMMOUCH A. Analysis of multiple types of voice recordings in cepstral domain using MFCC for discriminating between patients with Parkinson's disease and healthy people[J]. International Journal of Speech Technology, 2016, 19(3): 449-456.

[4] BENBA A, JILBAB A, HAMMOUCH A. Using Human Factor Cepstral Coefficient on Multiple Types of Voice Recordings for Detecting Patients with Parkinson's Disease[J]. Irbm, 2017, 38: 346-351.

[5] BENSON L C, CLERMONT C A, BOŠNJAK E, et al. The use of wearable devices for walking and running gait analysis outside of the lab: A systematic review [J]. Gait Posture, 2018, 63: 124-138.

[6] BERUS L, KLANCNIK S, BREZOCNIK M, et al. Classifying Parkinson's Disease Based on Acoustic Measures Using Artificial Neural Networks[J]. Sensors, 2018, 19(1): 45-51.

[7] BLAUWENDRAAT C, NALLS M A, SINGLETON A B. The genetic architecture of Parkinson's disease[J]. The Lancet Neurology, 2019, 19(2):170-178.

[8] BOERSMA P P. Praat, a system for doing phonetics by computer[J]. Glot International, 2000, 5(9): 341-345.

[9] CHAWLA P, RANA S B, KAUR H, et al. A decision support system for automated diagnosis of Parkinson's disease from EEG using FAWT and entropy features [J]. Biomed Signal Process Control, 2023, 79: 104-116.

[10] CHEN Y, LI H Z, HOU L, et al. Feature extraction using dominant frequency bands and time-frequency image analysis for chatter detection in milling[J]. Precision Engineering, 2019, 56(1): 235-245.

[11] DEJONCKERE P H, BRADLEY P, CLEMENTE P, et al. A Basic Protocol for Functional Assessment of Voice Pathology, Especially for Investigating the Efficacy of (Phonosurgical)

Treatments and Evaluating New Assessment Techniques[J]. European Archives of Oto-Rhino-Laryngology, 2001, 258(2): 77-82.

[12] DEMIR F, SIDDIQUE K, ALSWAITTI M, et al. A Simple and Effective Approach Based on a Multi-Level Feature Selection for Automated Parkinson's Disease Detection[J]. Journal of personalized medicine, 2022, 12(1): 55-69.

[13] DEMROZI F, BACCHIN R, TAMBURIN S, et al. Toward a Wearable System for Predicting Freezing of Gait in People Affected by Parkinson's Disease [J]. IEEE Journal of Biomedical and Health Informatics, 2020, 24(9): 2444-2451.

[14] DESPOTOVIC V, SKOVRANEK T, SCHOMMER C. Speech Based Estimation of Parkinson's Disease Using Gaussian Processes and Automatic Relevance Determination[J]. Neurocomputing, 2020, 401(11): 173-181.

[15] ELSHEWEY A M, SHAMS M Y, EL-RASHIDY N, et al. Bayesian Optimization with Support Vector Machine Model for Parkinson Disease Classification[J]. Sensors, 2023, 23(4): 2085-2106.

[16] ERTUGRUL O F, KAYA Y, TEKIN R, et al. Detection of Parkinson's disease by Shifted One Dimensional Local Binary Patterns from gait[J]. Expert Systems with Applications, 2016, 56(9):156-163.

[17] FATLAWI A H, JABARDI M H, LING S H. Efficient diagnosis system for Parkinson's disease using deep belief network[C]// IEEE Congress on Evolutionary Computation (CEC), Vancouver, BC, Canada, 2016:1324-1330.

[18] GANTER B, WILLE R. Formal Concept Analysis: Mathematical Foundations[M]. New York: Springer-Verlag, 1999: 5-75.

[19] GEORGIEV D, HAMBERG K, HARIZ M, et al. Gender differences in Parkinson's disease: A clinical perspective[J]. Acta Neurologica Scandinavica, 2017, 136(6): 570-584.

[20] GILLIVAN M P, MILLER N, CARDING P. Voice Tremor in Parkinson's Disease: An Acoustic Study[J]. Journal of Voice, 2019, 33(4): 526-535.

[21] GOYAL J, KHANDNOR P, ASERI T C. A Hybrid Approach for Parkinson's Disease diagnosis with Resonance and Time-Frequency based features from Speech signals[J]. Expert Systems with Application, 2021, 182(15): 115283.

[22] HAMMAMI I, SALHI L, LABIDI S. Voice Pathologies Classification and Detection Using EMD-DWT Analysis Based on Higher Order Statistic Features[J]. IRBM, 2020, 41(3):161-171.

[23] HANDOJOSENO A, GILAT M, LY Q T, et al. An EEG study of turning freeze in Parkinson's disease patients: The alteration of brain dynamic on the motor and visual cortex[C]// The 37th Annual International Conference of the IEEE Engineering in Medicine and Biology

Society. IEEE, Milan, Italy, 2015:6618-6621.

[24] HAQ A U, LI J P, MEMON M H, et al. Feature Selection Based on L1-Norm Support Vector Machine and Effective Recognition System for Parkinson's Disease Using Voice Recordings[J]. IEEE Access, 2019, 7(1): 37718-37734.

[25] HAREL B T, CANNIZZARO M S, COHEN H, et al. Acoustic characteristics of Parkinsonian speech: A potential biomarker of early disease progression and treatment[J]. Journal of Neurolinguistics, 2004, 17(6): 439-453.

[26] HIREŠ M, GAZDA M, DROTÁR P, et al. Convolutional neural network ensemble for Parkinson's disease detection from voice recordings[J]. Computers in Biology and Medicine, 2021, 141(1): 105021.

[27] HUANG N E, SHEN Z, LONG S R, et al. The empirical mode decomposition and the Hilbert spectrum for nonlinear and non-stationary time series analysis[J]. Proceedings of the Royal Society A: Mathematical, Physical and Engineering Sciences, 1998, 454(1971):903-995.

[28] HUI W L, OOI C P, PALMER E, et al. GaborPDNet: Gabor Transformation and Deep Neural Network for Parkinson's Disease Detection Using EEG Signals[J]. Electronics, 2021, 10(14): 1740.

[29] JANICKE H, WIEBEL A, SCHEUERMANN G, et al. Multifield visualization using local statistical complexity [J]. IEEE Transactions on Visualization and Computer Graphics, 2007, 13(6):1384-1391.

[30] KACHA A, GRENEZ F, Orozco-Arroyave J R, et al. Principal component analysis of the spectrogram of the speech signal: Interpretation and application to dysarthric speech[J]. Computer Speech & Language, 2020, 59(1): 114-122.

[31] KARA GULAY B, DEMIREL N, VAHAPLAR A, et al. A novel feature extraction method using chemosensory EEG for Parkinson's disease classification[J]. Biomedical Signal Processing and Control, 2023, 79: 104-147.

[32] KARAMAN O, CAKIN H, ALHUDHAIF A, et al. Robust automated Parkinson disease detection based on voice signals with transfer learning[J]. Expert Systems with Application, 2021, 178(15): 115013.

[33] KARAN B, SAHU S S, MAHTO K. Parkinson disease prediction using intrinsic mode function based features from speech signal[J]. Biocybernetics and Biomedical Engineering, 2019, 40(1): 249-264.

[34] KARAN B, SAHU S S, OROZCO-ARROYAVE J R, et al. Hilbert spectrum analysis for automatic detection and evaluation of Parkinson's speech[J]. Biomedical Signal Processing and Control, 2020, 61(1): 102050.

[35] KARAN B, SAHU S S, OROZCO-ARROYAVE J R, et al. Non-Negative matrix factorization-based time-frequency feature extraction of voice signal for Parkinson's disease prediction[J]. Computer Speech & Language, 2021, 69(1): 101216.

[36] KARAN B, SAHU S S. An improved framework for Parkinson's disease prediction using variational mode decomposition-Hilbert spectrum of speech signal[J]. Biocybernetics and Biomedical Engineering, 2021, 41(2): 717-732.

[37] KARAPINAR S Z. Early diagnosis of Parkinson's disease using machine learning algorithms[J]. Medical Hypotheses, 2020, 138(1): 109603.

[38] KHARE S K, BAJAJ V, ACHARYA U R. Detection of Parkinson's disease using automated tunable Q wavelet transform technique with EEG signals [J]. Biocybernetics and Biomedical Engineering, 2021, 41: 679-689.

[39] KHASKHOUSSY R, AYED Y B. Improving Parkinson's disease recognition through voice analysis using deep learning[J]. Pattern Recognition Letters, 2023, 168(1): 64-70.

[40] KODRASI I, BOURLARD H. Spectro-Temporal sparsity characterization for dysarthric speech detection[J]. IEEE/ACM Transactions on Audio, Speech, and Language Processing, 2020, 28(1): 1210-1222.

[41] LAHMIRI S, DAWSON D A, SHMUEL A. Performance of machine learning methods in diagnosing Parkinson's disease based on dysphonia measures[J]. Biomedical Engineering Letters, 2018, 8(1): 29-39.

[42] LAPKO A V. Dependencies between histogram parameters and the kernel estimate of the probability density of a multidimensional random variable[J]. Measurement Techniques, 2020, 62(2): 18-23.

[43] LI X, MA Z, KANG D, et al. Fault diagnosis for rolling bearing based on VMD-FRFT[J]. Measurement, 2020, 155(1): 107554.

[44] LI Z, YANG J, WANG Y, et al. Early diagnosis of Parkinson's disease using continuous convolution network: Handwriting recognition based on off-line hand drawing without template [J]. Journal of Biomedical Informatics, 2022, 130: 104085.

[45] LITTLE M A, GAEL V, SOHRAB S, et al. Using and understanding cross-validation strategies. Perspectives on Saeb et al[J]. Gigaence, 2017, 6(5): 59-70.

[46] LITTLE M A, MCSHARRY P E, HUNTER E J, et al. Suitability of dysphonia measurements for telemonitoring of Parkinson's disease[J]. IEEE transactions on bio-medical engineering, 2009, 56(4):1015-1023.

[47] LITTLE M A, MCSHARRY P E, ROBERTS S J, et al. Exploiting nonlinear recurrence and fractal scaling properties for voice disorder detection[J]. Nature Precedings, 2007, 6(1):1-8.

[48] LIU Z, LIN Y, CAO Y, et al. Swin transformer: Hierarchical vision transformer using shifted

windows [C]//18th IEEE/CVF International Conference on Computer Vision (ICCV), Virtual, Online, Canada, 2021: 10012-10022.

[49] LÓPEZ-PABÓN F, ARIAS-VERGARA T, Orozco-Arroyave J R. Cepstral analysis and Hilbert-Huang transform for automatic detection of Parkinson's disease[J]. TecnoLógicas, 2020, 23(47): 91-106.

[50] MA J, ZHANG Y, LI Y, et al. Deep dual-side learning ensemble model for Parkinson speech recognition[J]. Biomedical Signal Processing and Control, 2021, 69(1): 102849.

[51] MAJDINASAB F, KARKHEIRAN S, SOLTANI M, et al. Relationship between voice and motor disabilities of Parkinson's disease[J]. Journal of Voice, 2015, 30(6): 768.e17-768.e22.

[52] MILLER I N, CRONIN-GOLOMB A. Gender differences in Parkinson's disease: Clinical characteristics and cognition[J]. Movement Disorders, 2011, 25(16): 2695-2703.

[53] MORO-VELAZQUEZ L, GOMEZ-GARCIA J A, ARIAS-LONDOO J D, et al. Advances in Parkinson's disease detection and assessment using voice and speech: A review of the articulatory and phonatory aspects[J]. Biomedical Signal Processing and Control, 2021, 66(1): 102418.

[54] NARENDRA N P, SCHULLER B, ALKU P. The detection of Parkinson's disease from speech using voice source information[J]. IEEE/ACM Transactions on Audio, Speech, and Language Processing, 2021, 29: 1925-1936.

[55] PANAHI F, RASHIDI S, SHEIKHANI A. Application of fractional fourier transform in feature extraction from ELECTROCARDIOGRAM and GALVANIC SKIN RESPONSE for emotion recognition[J]. Biomedical Signal Processing and Control, 2021, 69(1): 102863.

[56] PARISI L, RAVICHANDRAN N, MANAOG M L. Feature-driven machine learning to improve early diagnosis of Parkinson's disease[J]. Expert Systems with Applications, 2018, 110(1): 182-190.

[57] PENG J, GUAN J, SHANG X. Predicting Parkinson's disease genes based on Node2vec and autoencoder[J]. Frontiers in Genetics, 2019, 10(1): 226-232.

[58] PEREIRA C R, PEREIRA D R, SILVA F A, et al. A new computer vision-based approach to aid the diagnosis of Parkinson's disease [J]. Comput Methods Programs Biomed, 2016, 136: 79-88.

[59] RAMASAMY R R, MIRJALILI S, EKAMBARAM G, et al. Binary grey wolf optimizer with mutation and adaptive K-nearest neighbour for feature selection in Parkinson's disease diagnosis[J]. Knowledge-Based Systems, 2022, 246(1): 108701.

[60] RAMEZANI H, KHAKI K. Speech features for telemonitoring of Parkinson's disease symptoms[C]// International Conference of the IEEE Engineering in Medicine & Biology Society. IEEE, 2017. DOI: 10. 1109/EMBC. 2017. 8037685.

[61] RANA B, JUNEJA A, SAXENA M, et al. Regions-of-interest based automated diagnosis of Parkinsons disease using t1-weighted MRI[J]. Expert Systems with Applications, 2015, 42(9):4506-4516.

[62] REMESEIRO B, BOLON C V. A review of feature selection methods in medical applications[J]. Computers in Biology and Medicine, 2019, 112(1): 103375-103384.

[63] RESTREPO-AGUDELO S, ROLDAN-VASCO S. Time domain reconstruction of basal ganglia signals in patient with Parkinson's disease[C]// Signal Processing, Images & Computer Vision, Bogota, Colombia, 2015:1-5.

[64] REZAEE K, SAVARKAR S, YU X, et al. A hybrid deep transfer learning-based approach for Parkinson's disease classification in surface electromyography signals[J]. Biomedical Signal Processing and Control, 2022, 71(1): 103161.

[65] ROSA A, ROSSETTI A, FANG Q, et al. A comparison of machine learning classifiers for smartphone-based gait analysis[J]. Medical & biological engineering & computing, 2021, 59: 533-546.

[66] SAKAR B E, ISENKUL M E, SAKAR C O, et al. Collection and Analysis of a Parkinson Speech Dataset with Multiple Types of Sound Recordings[J]. IEEE Journal of Biomedical and Health Informatics, 2013, 17(4):828-834.

[67] SAKAR C O, SERBES G, GUNDUZ A, et al. A comparative analysis of speech signal processing algorithms for Parkinson's disease classification and the use of the tunable Q-factor wavelet transform[J]. Applied Soft Computing, 2019, 74: 255-263.

[68] SARIN K, BARDAMOVA M, SVETLAKOV M, et al. A three-stage fuzzy classifier method for Parkinson's disease diagnosis using dynamic handwriting analysis[J]. Decision Analytics Journal, 2023, 8: 100274.

[69] SOUMAYA Z, TAOUFIQ B D, BENAYAD N, et al. A hybrid method for the diagnosis and classifying Parkinson's patients based on time-frequency domain properties and K-nearest neighbor[J]. Journal of Medical Signals and Sensors, 2020, 10(1): 60-66.

[70] SZYMANSKI A, SZLUFIK S, DUTKIEWICZ J, et al. Data mining using spect can predict neurological symptom development in Parkinson's patients[C]// IEEE 2nd international conference in cybernetics, Vienna, Austria, 2015:218-223.

[71] TSANAS A, LITTLE M A, MCSHARRY P E, et al. Novel speech signal processing algorithms for high-accuracy classification of Parkinson's disease[J]. IEEE Transactions on Biomedical Engineering, 2012, 59(5): 1264-1271.

[72] WANG T, GUO H, YAN X, et al. Speech signal processing on graphs: The graph frequency analysis and an improved graph wiener filtering method[J]. Speech Communication, 2021, 127(1): 82-91.

[73] WODZINSKI M, SKALSKI A, HEMMERLING D, et al. Deep learning approach to Parkinson's disease detection using voice recordings and convolutional neural network dedicated to image classification[C]// 41st Annual International Conference of the IEEE Engineering in Medicine and Biology Society (EMBC), Berlin, Germany, 2019: 717-720.

[74] XUE Z F, ZHANG T, LIN L Q. Progress prediction of Parkinson's disease based on graph wavelet transform and attention weighted random forest[J]. Expert Systems with Applications, 2022, 203(1): 117483.

[75] XUE Z, LU H, ZHANG T, et al. Patient-Specific Game-Based Transfer Method for Parkinson's Disease Severity Prediction[J]. Artificial Intelligence in Medicine, 2024, 150: 102810.

[76] XUE Z, LU H, ZHANG T, et al. Remote assessment of Parkinson's disease symptom severity based on group interaction feature assistance[J]. International Journal of Machine Learning and Cybernetics, 2023.

[77] XUE Z, LU H, ZHANG T, et al. Remote Assessment of Parkinson's Disease Symptom Severity Based on Multi-Task Causal Feature Selection[J]. Expert Systems with Applications, 2024, 241:122690.

[78] YAMAN O, ERTAM F, TUNCER T. Automated Parkinson's disease recognition based on statistical pooling method using acoustic features[J]. Medical Hypotheses, 2020, 135(1): 109483.

[79] YU Q, ZOU X, QUAN F, et al. Parkinson's disease patients with freezing of gait have more severe voice impairment than non-freezers during "on State" [J]. Journal of Neural Transmission, 2022, 129(3): 277-286.

[80] ZHANG L, MING W, STERLING N, et al. Cortical thinning and cognitive impairment in Parkinson's disease without dementia[J]. IEEE/ACM Transactions on Computational Biology & Bioinformatics, 2018, 99(99):570-580.

[81] ZHANG T, LI S, XUE Z, et al. Fast Equiconcept Search on Graph Formal Context by Attribute Topology[J]. IEEE Transactions on Network Science and Engineering, 2024,11(2): 1469-1479.

[82] ZHANG T, LIN L, TIAN J, et al. Voice feature description of Parkinson's disease based on co-occurrence direction attribute topology[J]. Engineering Applications of Artificial Intelligence, 2023, 122: 106097.

[83] ZHANG T, LIN L, XUE Z. A voice feature extraction method based on fractional attribute topology for Parkinson's disease detection[J]. Expert Systems With Applications, 2023, 219: 119650.

[84] ZHANG T, LIU M, LIU W. The causality research between syndrome elements by attribute topology [J]. Computational and Mathematical Methods in Medicine, 2018: 9707581.

[85] ZHANG T, TIAN J, XUE Z, et al. A novel feature extraction method based on TQWT and instantaneous energy variation for Parkinson's disease detection[J]. Biomedical Signal Processing and Control, 2023, 85: 105087.

[86] ZHANG T, ZHANG Y J, CAO Y Y, et al. Diagnosing Parkinson's disease with speech signal based on convolutional neural network[J]. International Journal of Computer Applications in Technology, 2020, 63(4): 348-353.

[87] ZHANG T, ZHANG Y, SUN H, et al. Parkinson disease detection using energy direction features based on EMD from voice signal[J]. Biocybernetics and Biomedical Engineering, 2021, 41: 127-141.

[88] ZHANG T, SHAN H, LITTLE M A. Causal GraphSAGE: A Robust Graph Method for Classification Based on Causal Sampling, Pattern Recognition[J]. 2022,128:108696.

[89] ZHANG X, MA J, LI Y, et al. Few-shot learning of Parkinson's disease speech data with optimal convolution sparse kernel transfer learning[J]. Biomedical Signal Processing and Control, 2021, 69(1): 102850.

[90] ZHANG Y H, DU H D, CHEN H J, et al. Characteristic of voice in Parkinson disease[J]. Journal of Audiology and Speech Pathology, 2001, 9(2): 84-86.

[91] ZHANG Z X, ROMAN G C, HONG Z, et al. Parkinson's disease in China: prevalence in Beijing, Xian, and Shanghai[J]. Dkgest of the World Latest Medical Information, 2005, 365(9459):595-597.

[92] ZOU Y M, LIU J, TIAN Z Y, et al. Systematic Review of the Prevalence and Incidence of Parkinson's Disease in the People's Republic of China[J]. Neuropsychiatric Disease and Treatment, 2015, 11(5):1467-1472.

[93] 葛胜男, 尹敏敏, 王勇丽, 等. 1~3 期帕金森病患者的元音声学特征分析[J]. 听力学及言语疾病杂志, 2020, 16(2):281-285.

[94] 焦嘉烽. 基于语音声谱图的帕金森症检测研究与系统开发[D]. 南京：南京邮电大学硕士学位论文, 2018:40-43.

[95] 李品品, 李琯, 关文华. 水通道蛋白在帕金森患者不同大脑部位表达的磁共振影像研究[J]. 中国 CT 和 MRI 杂志, 2019, 17(02):109-111.

[96] 林丽琴. 基于分数阶语谱图的帕金森病构音障碍研究[D].秦皇岛：燕山大学, 2023.

[97] 刘哲, 王江. 早期帕金森疾病脑电信号的复杂度分析[J]. 河北工业科技, 2015, 32(4):302-307.

[98] 罗庆, 包亚萍, 俞强. 基于改进语音特征与极限学习机的语音端点检测[J]. 微电子学与计算机, 2020, 2020(3):37-41.

[99] 马垣. 形式概念及其新进展[M]. 北京：科学出版社, 2010:254-257.

[100] 荣娟, 陈生弟. 帕金森病与遗传因素[J]. 现代康复, 2000, 4(2): 171-173.

[101] 师浩斌. 基于卷积神经网络的帕金森病语音障碍诊断研究[D]. 秦皇岛：燕山大学硕士学位论文, 2017: 1-7.

[102] 汪露, 曾昭豪, 李晓婷, 等. 帕金森病异动症的治疗研究进展[J]. 中华神经医学杂志, 2021, 20(02):198-201.

[103] 王娟, 徐志京. HR-DCGAN 方法的帕金森声纹样本扩充及识别研究[J]. 小型微型计算机系统, 2019, 40(9): 2026-2032.

[104] 王钰, 赵晓艳, 杨杏丽, 等. 基于 K 折交叉验证 Beta 分布的 AUC 度量的置信区间[J]. 系统科学与数学, 2020, 40(09):51-64.

[105] 谢俊枭, 赵欢, 曹军义, 等. 帕金森病步态的可穿戴多源数据采集与特征识别方法[J]. 西安交通大学学报, 2023, 57(6): 29-38.

[106] 袁心一, 王家莉, 仇一青, 等. 帕金森病冻结步态的实时监测系统[J]. 北京生物医学工程, 2019, 38(2):182-189.

[107] 张凯, 牟新刚. 基于双目视觉的帕金森症状量化识别方法研究[J]. 数字制造科学, 2022, 20(02): 151-157.

[108] 张美美, 张玉梅. 帕金森病构音障碍研究进展[J]. 中国医刊, 2023, 58(2): 130-133.

[109] 张敏娜, 宏刚, 薛刘军, 等. 粪菌移植治疗帕金森病的研究进展[J]. 生物工程学报, 2021, 37(9):1-8.

[110] 张涛, 洪文学, 常凤香, 等. 基于元音分类度的帕金森病语音特征分析[J]. 中国生物医学工程学报, 2011, 30(3): 476-480.

[111] 张涛, 蒋培培, 李林, 等. 基于偏序拓扑图的帕金森病语音障碍分析方法[J]. 中国生物医学工程学报, 2019, 38(1): 62-72.

[112] 张涛, 蒋培培, 张亚娟, 等. 基于时频混合域局部统计的帕金森病语音障碍分析方法[J]. 生物医学工程学杂志. 2021, 38(1):21-29.

[113] 张涛, 林丽琴, 张亚娟, 等. 帕金森语音障碍的 Mel 变换域局部梯度统计分析[J]. 计算机科学与探索, 2022, 16(10): 12.

[114] 张涛, 任宏雷. 形式背景的属性拓扑表示[J]. 小型微型计算机系统, 2014, 35(3): 590-593.

[115] 张涛, 洪文学. 基于计算几何的非线性可视化分类器设计[J]. 电子学报, 2011, 1(1):53-58.

[116] 张涛, 宋佳霖, 刘旭龙, 等. 基于色度学空间的多元图表示[J]. 燕山大学学报, 2010, 34(2): 111-114.

[117] 张涛. 基于语音特征的帕金森病可视化诊断方法研究[D]. 秦皇岛：燕山大学, 2012.

[118] 张涛. 属性拓扑理论及其应用[M]. 北京：科学出版社, 2017.

[119] 赵晋英, 李艳, 李艳伟. 帕金森病黑质多巴胺神经元易损伤性的内在因素[J]. 中国生物化学与分子生物学报, 2020, 36(1): 42-48.